196 Anaesthesiologie und Intensivmedizin
Anaesthesiology and Intensive Care Medicine

vormals „Anaesthesiologie und Wiederbelebung"
begründet von R. Frey, F. Kern und O. Mayrhofer

Herausgeber:

H. Bergmann · Linz (Schriftleiter)
J. B. Brückner · Berlin   M. Gemperle · Genève
W. F. Henschel · Bremen   O. Mayrhofer · Wien
K. Meßmer · Heidelberg   K. Peter · München

Ivan Kiss

Karzinomschmerzen

Tierexperimentelle und
klinische Untersuchungen

Mit 19 Abbildungen und 48 Tabellen

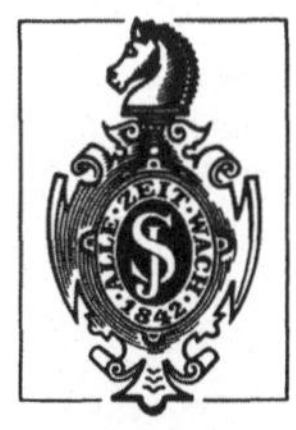

Springer-Verlag
Berlin Heidelberg New York
London Paris Tokyo

Dr. med. Ivan Kiss
Institut für Anästhesiologie und Intensivtherapie
der Albert-Ludwigs-Universität
Hugstetter Straße 55, D-7800 Freiburg i. Br.

ISBN-13:978-3-540-17706-7   e-ISBN-13:978-3-642-72603-3
DOI: 10.1007/978-3-642-72603-3

CIP-Kurztitelaufnahme der Deutschen Bibliothek
Kiss, Ivan: Karzinomschmerzen: tierexperimentelle u. klin. Unters./Ivan Kiss.
Berlin; Heidelberg; New York; London; Paris; Tokyo: Springer, 1987
(Anaesthesiologie und Intensivmedizin; 196)
ISBN-13:978-3-540-17706-7

NE: GT

2119/3140-543210

Danksagung

Herrn Prof. emerit. Dr. K. Wiemers danke ich für die ursächliche Anregung zu dieser Studie und deren hilfreiche Kommentierung.

Herrn Prof. Dr. K. L. Scholler danke ich herzlich für seine Unterstützung und die kritische Durchsicht des Manuskripts.

Für die studienbegleitenden Hinweise danke ich Herrn Prof. Dr. C. Ostertag (Homburg/Saar).

Herrn Prof. Dr. S. Ivankovic (Krebsforschungszentrum Heidelberg) danke ich für die Überlassung der Versuchstiere sowie für seine Hinweise zur methodischen Durchführung der Experimente.

Besonderer Dank gebührt Herrn Dr. F. C. Colpaert, Ph. D. (Janssen Pharmaceutica, Belgium) für die ausgezeichnete Kooperation im Rahmen der Tierexperimente, die nur in seinem Laboratorium und mit Hilfe seiner speziellen methodischen Erfahrungen stattfinden konnten.

Der Verfasser dankt Herrn Dr. C. Wittekind (Pathologisches Institut der Universität Freiburg) für die Sektionen der Versuchstiere und deren histologische Aufarbeitung.

Für die statistische Aufarbeitung des erhobenen Datenmaterials ist Herrn Y. Hilger (Rechenzentrum der Universität Freiburg) zu danken.

Inhaltsverzeichnis

1 Einleitung

Im letzten Jahrzehnt kam es zu einem sprunghaften Anwachsen des theoretischen Wissens über das Schmerzsyndrom. Gleichzeitig entstanden auch neue therapeutische Möglichkeiten in der Behandlung von akuten und chronischen Schmerzen. Neue, spezielle Zeitschriften wurden gegründet, die Literatur über die theoretischen und praktischen Probleme der Schmerztherapie ist kaum mehr zu übersehen.

In die Schmerztherapie sind Vertreter verschiedener Fächer involviert. Die Patienten suchen normalerweise zuerst einen niedergelassenen Arzt auf, in akuten Fällen werden sie oft von Chirurgen versorgt. Patienten mit chronischen, therapierefraktären Schmerzen dagegen begeben sich oft in neurologische bzw. neurochirurgische Behandlung.

Neuerdings wurden Anästhesisten zunehmend in die Schmerztherapie einbezogen. Ihre Erfahrung mit dem Verfahren der Lokalanästhesie und ihre Kenntnisse über die Pharmakologie der Analgetika einschließlich der Opiate ist unentbehrlich für die multidisziplinäre Versorgung von Schmerzpatienten.

Bei der Untersuchung der Patienten und bei der Beurteilung des therapeutischen Effekts wäre die Objektivierung der Schmerzsymptomatik von entscheidender Bedeutung. Jedoch ist das Schmerzerlebnis etwas Subjektives, das sich einer Objektivierung entzieht. Es bleiben nur indirekte verbale Wege, um bestmögliche Informationen über die qualitativen und quantitativen Charakteristika des Schmerzerlebnisses der Patienten zu erhalten. Die Ergebnisse von Tierversuchen erlauben diesbezüglich nur indirekte Aussagen, die auf die Beurteilung humaner Schmerzzustände nur bedingt anwendbar sind.

Aus theoretischen und praktischen Gründen ist eine Abgrenzung akuter von *chronischen Schmerzen* nötig. Unter chronischem Schmerz versteht man über Monate andauernde Schmerzzustände (Sternbach 1976). Chronische Schmerzen bestehen aber nicht aus der einfachen Wiederholung akuter Schmerzen. Neben der Schmerzdauer bestehen im klinischen Bild grundlegende Differenzen im hormonellen, vegetativen und psychischen Status zwischen Patienten mit akuten und solchen mit chronischen Schmerzen (Sternbach 1984; Wall 1984).

Es gibt zur Zeit keine generell verwendbare Definition des chronischen Schmerzsyndroms. Im Gegensatz zu akuten dominieren bei chronischen Schmerzen die pathologischen und ätiologischen Faktoren weniger (Brena u. Chapmann 1985). Durch die immer vorhandene Inaktivität chronischer Schmerzpatienten kommt es zu psychischen Änderungen und zur veränderten sensorischen und neurologischen Modulation nozizeptiver Reize. Durch die funktionelle Umstellung des endokrinen und vegetativen Systems entsteht dann mit der Zeit das klinische Bild des chronischen Schmerzsyndroms.

Die bei akuten Schmerzen dominierende sympathikoadrenale Reaktion wird durch Gewöhnung abgeschwächt. Es entstehen vegetative Symptome wie Schlafstörungen und Reizbarkeit. Die Entwicklung vegetativer Dysregulationen kann auf gemeinsame Mechanismen, wie z.B. auf die Erschöpfung zentraler serotoninerger Aktivitäten, zurückgeführt werden (Schlafstörungen, erniedrigte Schmerztoleranz, Depression). Bei chronischen Karzinomschmerzen kommen die psychischen Verhaltensänderungen gegenüber chronischen „benignen" Schmerzen vorerst weniger zur Geltung. Erst in der Endphase der Tumorkrankheit treten dramatische, schmerz- und situationsbedingte Angstzustände, depressive Stimmungslage und eine Introversion bei diesen Patienten ein (Sternbach 1984).

Karzinomschmerz: Unerträgliche Schmerzen sind die häufigste Klage von Patienten im Endstadium einer malignen Tumorerkrankung. Ein Teil dieser Patienten läßt sich als Gruppe nach folgenden Kriterien definieren:

1. Es besteht eine maligne Tumorerkrankung.
2. Die Diagnostik ist abgeschlossen.
3. Eine kausale Therapie ist nicht mehr möglich.
4. Im klinischen Bild dominieren die mit herkömmlichen Analgetika nicht stillbaren unerträglichen Schmerzen.
5. In der Regel ist der Allgemeinzustand reduziert.
6. Die Lebenserwartung dieser Patienten ist voraussichtlich auf wenige Wochen bis Monate beschränkt.

Leider ist der Karzinomschmerz ein vernachlässigtes Gebiet der Onkologie. Selbst in großen onkologischen Handbüchern wird oft das häufigste Symptom maligner Tumoren – der Schmerz – spärlich diskutiert (Bonica 1984; Wagner 1984; Zenz 1984b). Dadurch sind zahlreiche klinische Informationen nicht erfaßt worden. Bonica (1953) war der erste, der in seinem Standardwerk die einzelnen Krankheitsbilder unter dem Aspekt der Schmerzsymptomatik analysierte. Seitdem sind mehrere Arbeiten mit dieser Zielsetzung erschienen (Foley 1979; Front et al. 1979; Pollen u. Schmidt 1979; Swerdlow 1979; Turnbull 1979; Daut u. Cleeland 1982; Twycross u. Fairfield 1982; Spiegel u. Bloom 1983; Wall u. Melzack 1984).

Es wird angenommen, daß der tumoröse Knochenprozeß die häufigste Ursache der Karzinomschmerzen ist (Foley 1979). Weitere Ursachen sind die tumorösen Nervenläsionen, die Infiltration und der Verschluß von Blut- und Lymphgefäßen, die Volumenzunahme von parenchymatösen Organen und sekundäre Tumorfolgen wie Infektion, Nekrose oder Nebenwirkungen der Therapie (Bonica 1981).

Trotzdem ist der Zusammenhang zwischen Tumor und Schmerz nicht eindeutig. In Tierversuchen konnten bislang keine den humanen chronischen Schmerzen entsprechenden Schmerzmodelle entwickelt werden. Bei Kindern mit metastasierender Karzinomkrankheit treten erst in späteren Lebensjahren den Erwachsenen entsprechende chronische Schmerzsymptome auf (Mount 1984). In verschiedenen großen Patientenkollektiven von Erwachsenen fand man, daß etwa ⅓ der Patienten mit nachgewiesenen Metastasen keinerlei Schmerzen angaben (Front et al. 1979; Turnbull 1979; Spiegel u. Bloom 1983).

Als Erklärung der uneinheitlichen Schmerzsymptomatik werden deshalb auch psychische Faktoren diskutiert (Bond 1979; Front et al. 1979; Spiegel u. Bloom 1983). Da die chronischen Karzinomschmerzen oft unerträglich sind und selbst keine „nützliche" Funktion haben, ist es verständlich, daß die Schmerzsymptomatik regelmäßig mit psychischen Symptomen verbunden ist (Chapmann 1983; Sternbach 1984). Diese lassen sich als reaktive Depression und Angstzustände definieren und treten bei Karzinompatienten mit schweren Schmerzen häufiger auf als bei nicht schmerzhaften Karzinomkrankheiten oder bei chronisch benignen Schmerzen (Kremer et al. 1982).

Klinische Schmerzmessung: In Anbetracht der komplexen Zusammensetzung des Schmerzerlebnisses ist die klinische Schmerzmessung, d.h. die Objektivierung und Quantifizierung der Wahrnehmung chronischer Schmerzen sehr schwierig. Das könnte die Ursache dafür sein, daß noch bis vor einem Jahrzehnt in der Klassifizierung und Nomenklatur Uneinigkeit herrschte. Erst seit der Gründung einer internationalen Schmerzgesellschaft (IASP 1974) und der Einführung einer einheitlichen Nomenklatur (Merskey et al. 1979; Merskey 1982) konnten die verschiedenen Forschungsergebnisse verglichen und gemeinsam ausgewertet werden.

Eine wesentliche Voraussetzung für die Vergleichbarkeit war neben der Terminologie die Einigung auf ähnliche und zugleich differenzierte Erfassungsmethoden. Dafür kommen standardisierte Beobachtungen, Interviews, eindimensionale Schmerzskalen und Fragebögen in Betracht (Spitzer et al. 1981; Huskisson 1983; Endicott 1984).

Besondere Erwähnung verdient der Fragebogen nach Melzack (1975), der sog. McGill Pain Questionnaire (McGill University, Montreal, Canada). Dieser erfaßt außer der Schmerzintensität verschiedene sensorische und affektive Qualitäten, quantifiziert sie und verfolgt ihren zeitlichen Ablauf. Eine weitere Kategorie beinhaltet die Bewertung des Schmerzes. Schließlich werden Begriffe zur Beurteilung der gemischten, also sensorischen und affektiven Schmerzwahrnehmung angeboten. Der McGill Pain Questionnaire (MPQ) ist so konzipiert, daß er auf Schmerzen unterschiedlicher Ätiologie anwendbar ist. Dieser ins Deutsche übertragene Fragebogen wurde bei Karzinompatienten vor und während der Schmerztherapie eingesetzt.

Möglichkeiten der Schmerztherapie bei Karzinomschmerzen: Bei der Mehrheit der Patienten mit Karzinomschmerzen ist durch gezielte und ausreichend dosierte Analgetikagaben eine zufriedenstellende Schmerzfreiheit zu erreichen. Dabei spielt die frühzeitige Applikation von Opiatpräparaten eine dominierende Rolle (Twycross u. Zenz 1983; Zenz 1984a). Bei einigen Karzinompatienten kommen neurochirurgische ablative Maßnahmen (perkutane Chordotomie, Neuroadenolysis der Hypophyse) in Frage. Nach diesen Operationen ist in der Regel keine zusätzliche Analgetikagabe erforderlich. Eine weitere therapeutische Möglichkeit ist die intrathekale oder peridurale Injektion neurolytischer Substanzen (Alkohol, Phenol), besonders bei halbseitigen Schmerzen der unteren Körperhälfte.

Es gibt immer wieder Karzinompatienten, bei denen die starken Schmerzen auch mit hochdosierten Opiaten nicht zu stillen sind bzw. die sehr unter den systemischen Nebenwirkungen der Opiate leiden. Falls eine kausale Therapie nicht mehr möglich ist und ein neurolytischer oder neurochirurgischer Eingriff nicht in Frage kommt, ist eine *peridurale Opiatanalgesie* indiziert.

Diese Methode entwickelte sich in den letzten Jahren als eine therapeutische Möglichkeit bei Patienten mit unstillbaren Tumorschmerzen. Der Vorteil der periduralen Opiatapplikation gegenüber der systemischen besteht in ihrer selektiven analgetischen

Wirkung, in verminderter Dosis bei gleichzeitig verlängerter Wirkungsdauer und geringeren Nebenwirkungen (Zenz 1984b).

Bei Patienten mit Karzinomschmerzen werden oft auch *Psychopharmaka* zur Ergänzung der Analgetikatherapie verwendet. Die Wirkung einzelner Gruppen von Psychopharmaka bei diesem Patientengut wird unterschiedlich beurteilt. Neben einer analgesiepotenzierenden Wirkung wird bei den trizyklischen Antidepressiva auch ein eigener analgetischer Effekt vermutet. Doch fehlen noch kontrollierte Studien, die diese Vorstellung belegen könnten.

Die Symptomatologie chronischer Karzinomschmerzen ist gut bekannt. Doch der Mechanismus chronischer Schmerzen ist sowohl auf der Rezeptorebene als auch in den fortleitenden Nervenbahnen und im zentralen Nervensystem in vielen Details noch unklar (Iggo 1981).

Unser erstes *Ziel* war die Erfassung stärkster Schmerzen bei Patienten im Endstadium einer Karzinomkrankheit. Um dieses Vorhaben fundierter angehen zu können, wurde vorher versucht, ein Modell des chronischen Schmerzes im Tierexperiment zu entwickeln. Wir erhofften davon, die durch chronische Schmerzen verursachten pathophysiologischen und vegetativen Änderungen wie auch diejenigen im Verhalten erfassen zu können.

Der Großteil affektiver und kognitiver Schmerzkomponenten entfällt bei Tieren. So konnten die zu beobachtenden Änderungen auf die Tumorkrankheit bzw. auf die Schmerzen zurückgeführt werden, ohne sekundäre Einflüsse durch psychische Faktoren, die bei menschlichen chronischen Schmerzen eine bedeutende Rolle spielen.

Im klinischen Hauptteil der Arbeit wurde bei Karzinompatienten mit stärksten Schmerzen eine einheitliche anästhesiologische Schmerztherapie, die peridurale Opiatanalgesie, durchgeführt. Die erfolgte Schmerzlinderung wurde im Hinblick auf die anamnestischen Daten ausgewertet.

Durch die vorliegende Arbeit sollen folgende Fragen beantwortet werden:

1. Lassen sich anhand eines Tumormodells bei der Ratte Karzinomschmerzen nachweisen? Ist eine quantitive Bewertung chronisch somatischer und viszeraler Tumorschmerzen in diesem Modell möglich?
2. Kann mit Hilfe eines multidimensionalen Schmerzfragebogens eine quantitative Erfassung verschiedener Schmerzqualitäten bei Patienten mit unstillbaren Schmerzen im Endstadium einer Tumorkrankheit dokumentiert werden?
3. Welche Zusammenhänge bestehen zwischen den Daten der Schmerzanamnese, den Schmerzqualitäten und dem therapeutischen Effekt durch die peridurale Opiatanalgesie?
4. Welchen Einfluß haben Psychopharmaka auf den therapeutischen Effekt?
5. Welche Indikationen ergeben sich für die peridurale Opiatanalgesie anhand der gewonnenen Erfahrungen und Daten?

Terminologie: Die Einteilung der Schmerztypen wurde in den letzten Jahren verbessert. Nach einer neuen Aufteilung werden ektodermale, mesodermale und entodermale Schmerzen unterschieden (Cervero 1983). In der Fachliteratur jedoch ist die ältere Klassifikation nach den Begriffen „oberflächlicher", „somatischer" und „viszeraler" Schmerz üblich. Unter dem allgemein verwendeten Ausdruck „Karzinomschmerz" („cancer pain") wird in dieser Arbeit nicht nur der durch Karzinome, sondern ebenfalls der durch andere maligne Tumoren verursachte Schmerz verstanden.

2 Tierexperimenteller Teil: Entwicklung eines Modells für chronische Karzinomschmerzen im Tierexperiment

Versuche zur quantitativen Schmerzmessung beim Tier haben neben methodischen Schwierigkeiten auch ethische Grenzen (Covino et al. 1980; Zimmermann 1984).

Für die Messung und Quantifizierung akuter Schmerzen wurden zahlreiche Methoden ausgearbeitet, die jedoch zur Erforschung chronischer Schmerzen nicht brauchbar sind („not plate", „tail flick" usw.; Vyklicky 1984).

Chronische Schmerzen unterscheiden sich bei Menschen und Tieren wesentlich, da letztere nicht in vergleichbarem Ausmaß über die kognitiven und affektiven Komponenten des chronischen Schmerzerlebnisses verfügen. Demnach sind Tiermodelle des chronischen Schmerzes unerläßlich (Chapman et al. 1985): Durch die im Tierexperiment mögliche Manipulation der Untersuchungsbedingungen können sie zu neuen Erkenntnissen über Schmerzmechanismen führen. Weiter sind sie als pharmakologische Modelle bei der Testung neuer Analgetika unverzichtbar.

Die zwei zur Zeit bekanntesten Modelle des chronischen Schmerzes bei Kleintieren (Ratte) sind folgende:

1. Der chronische neurogene oder Deafferentationsschmerz wird durch unilaterale Durchtrennung der dem Plexus brachialis entsprechenden Hinterwurzeln ausgelöst (Albe-Fessard et al. 1979; Lombard et al. 1979a). Es entsteht ein hyperalgetischer Zustand in der entsprechenden Extremität, der zu einer Verhaltensveränderung des Tieres führt bis hin zur Autotomie. Man versteht darunter das Auffressen der eigenen Gliedmaße. Daß die Verhaltensänderung nicht durch eine Analgesie hervorgerufen wurde, konnte mit neurophysiologischen Methoden nachgewiesen werden (Lombard et al. 1979b; Lombard u. Larabi 1983).
2. Das zweite, weiter verbreitete Modell, die sog. „polyarthritische Ratte", simuliert die chronisch somatischen Schmerzen. Durch intrakutane Applikation von Mycobacterium butyricum wird eine etwa 4 Wochen lang andauernde, mit schweren Schmerzen verbundene Polyarthritis hervorgerufen (Pircio et al. 1975). Der Nachweis und die mögliche Quantifizierung dieser chronischen Schmerzen bei polyarthritischen Ratten erfolgt über die Bestimmung des Analgetikaverbrauchs (Colpaert et al. 1980, 1982) und der Hyperventilation (Colpaert u. van den Hoogen 1983a, b).

Um die Schmerzempfindung beim Tier und beim Menschen besser vergleichen und pathophysiologische Veränderungen, die durch chronische Schmerzen hervorgerufen werden, besser erkennen zu können, wurde in der vorliegenden tierexperimentellen Studie versucht, ein Modell der chronischen Karzinomschmerzen bei Ratten zu entwickeln. Der häufigsten Lokalisation der Karzinomschmerzen in der Humanpathologie entsprechend wurde ein Kolonkarzinom in die Bauchhöhle (viszerales Tumormodell) und in die Knochenmarkhöhle (somatisches Tumormodell) implantiert.

Über die Tierversuche wurde die ethische Kommission der Internationalen Schmerzgesellschaft (IASP) informiert, die Durchführung wurde vom zuständigen Regierungspräsidium genehmigt.

2.1 Material und Methode

2.1.1 Viszerales Tumormodell

Die Versuche wurden bei 24 jeweils 8 Wochen alten BD-IX-Inzuchtratten beiderlei Geschlechts durchgeführt. Eine zusätzliche Ratte diente als Tumorspender. Bei dem Tumor handelte es sich um ein im gleichen Stamm gezüchtetes Kolonadenokarzinom (Nr. 2S 153/37). Die Ratten wurden in Einzelkäfigen gehalten, bekamen übliches Futter und Trinkwasser ad libitum. Im Stall herrschte eine kontrollierte Temperatur $(21 \pm 1°C)$ und Luftfeuchtigkeit $(65 \pm 5\%)$.

Operationstechnik: Nach Dekapitation der Tumorträgerratte wurde der Tumor in toto entfernt. Mit 0,9% NaCl-Lösung wurde eine Tumorsuspension hergestellt. Anschließend erfolgte bei 12 Tieren (durchschnittliches Körperwicht 136 g) in Thalamonal-Pentothal-Narkose eine Oberbauchlaparotomie mit Inokulation von je circa 1 ml Tumorsuspension in die Bursa omentalis bzw. in den linken Oberbauch; bei weiteren 12 Tieren (durchschnittliches Körpergewicht 138 g) wurde dieselbe Operation als Scheinoperation vorgenommen (Abb. 1).

Unmittelbar postoperativ erhielten die Tiere eine subkutane Injektion des Morphinantagonisten Naloxon (0,01 mg/100 g), um eine schnelle Mobilisierung zu ermöglichen.

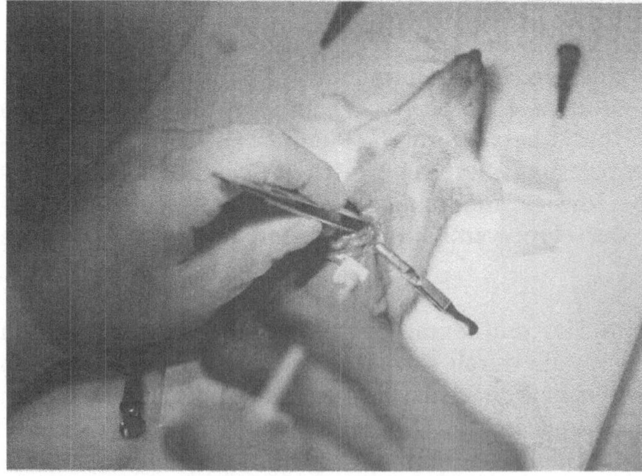

Abb. 1. Viszerales Tumormodell. Operationstechnik

Meßparameter zur Schmerzbeurteilung: Die Messung der Atmungsparameter der Ratten erfolgte mit Hilfe einer Ganzkörperplethysmographie (Colpaert u. van den Hoogen 1983a) in den Laboratorien von Janssen Pharmaceutica, Beerse, Belgium. Bei dieser Technik sind keine chirurgischen Manipulationen nötig, so daß eine störende Stimulation der Atmung durch äußeren Streß ausgeschlossen werden kann.

Das Atemminutenvolumen (Ve) wurde in Relation zum Körpergewicht berechnet (Ve = ml/min/100 g; s. Anhang A). Der Wert des Atemminutenvolumens wurde mindestens 3mal bestimmt, wobei in die einzelnen Messungen wenigstens 6 Atemzüge und die Kalibration einbezogen wurden. Für die spätere Datenanalyse wurde der mittlere Atemminutenvolumenwert benutzt. Gleichzeitig wurden bei allen 24 Tieren Körpergewicht, Atemfrequenz, Atemzugvolumen und Körpertemperatur bestimmt.

Die Messungen fanden vor der Tumorimplantation und in 1wöchigen Abständen nach der Operation 10 Wochen lang statt. Neben den genannten objektiven Parametern wurde das Verhalten der Tiere bezüglich Aggressivität, Appetit und Schlafgewohnheiten kontinuierlich überwacht. Das Tumorwachstum wurde durch Inspektion und Palpation kontrolliert.

Nach 10 Wochen wurden die überlebenden Tiere getötet.

2.1.2 Somatisches Tumormodell I

Tiere: Die Versuche wurden bei 20 jeweils 8 Wochen alten BD-IX-Ratten beiderlei Geschlechts durchgeführt (Janssen Pharmaceutica, Beerse, Belgium). Das durchschnittliche Körpergewicht der 11 in das Experiment einbezogenen Ratten betrug 119 g, das der 9 Kontrolltiere 110 g.

Operationstechnik: Nach Abtöten der Tumorspenderratte wurde eine Tumorsuspension in oben beschriebener Weise hergestellt (2.1.1). Bei den 11 Versuchstieren wurde in Thalamonal-Pentothal-Narkose durch einen Hautschnitt über dem Trochanter major femoris eine 22-g.-Injektionskanüle vom proximalen Femurende in die Femurmarkhöhle eingeführt (Abb. 2 und 3). Durch die Kanüle wurde dann 0,1 ml Tumorsuspension injiziert. Bei den in gleicher Weise operierten Kontrolltieren erfolgte die Injektion von 0,1 ml NaCl 0,9%. Die Tumortransplantation bzw. die Scheinoperation wurden an beiden Femurknochen durchgeführt.

Meßparameter zur Schmerzbeurteilung: Die Messung der Atmungs- und der oben genannten (2.1.1) Parameter erfolgte vor dem Eingriff und nach der Tumorimplantation in wöchentlichen Abständen 17 Wochen lang. Danach wurden die überlebenden Ratten ebenfalls getötet.

2.1.3 Somatisches Tumormodell II

Dieses Experiment dauerte 112 Tage.

Tiere: Die Versuche haben wir bei 20 jeweils 10 Wochen alten BD-IX-Ratten durchgeführt (Tierhygienisches Institut der Universität Freiburg). An 13 Tieren wurden die

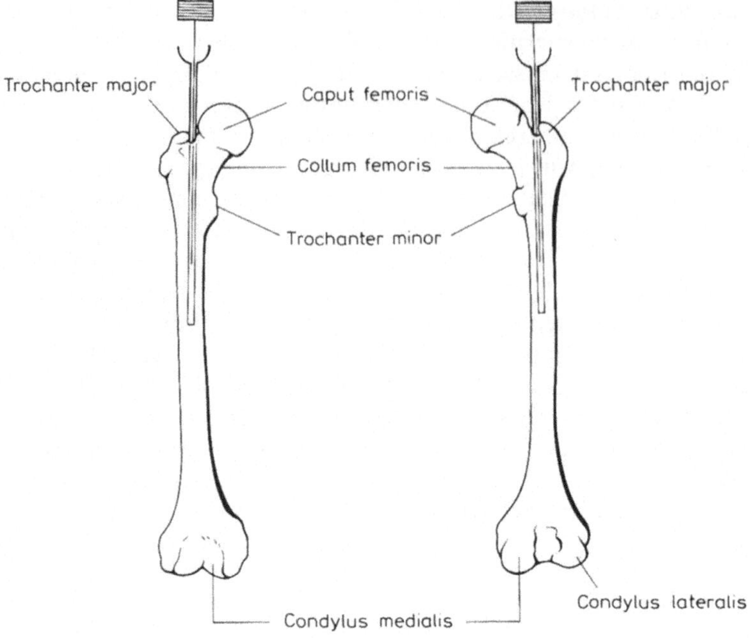

Abb. 2. Somatisches Tumormodell I. Anatomische Grundlagen der Operationstechnik

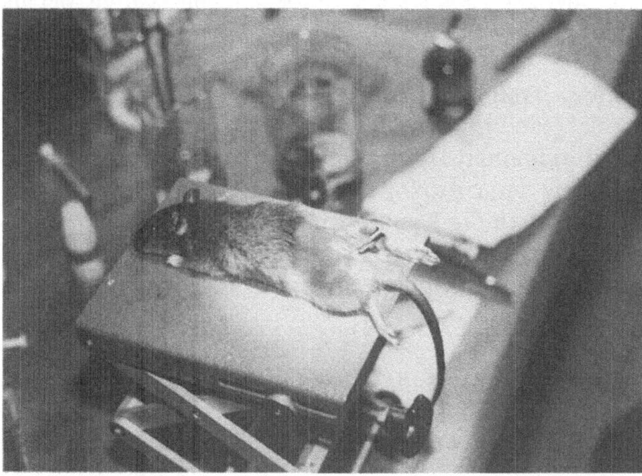

Abb. 3. Somatisches Tumormodell I. Operationstechnik

Experimente durchgeführt (durchschnittliches Körpergewicht 154 g), 7 Tiere dienten als Kontrollgruppe (durchschnittliches Körpergewicht 168 g).

Operationstechnik: Nach Abtöten der tumortragenden Ratte wurde eine Tumorsuspension hergestellt (2.1.1). Die Operationen führten wir in Thalamonal-Pentothal-Narkose durch. Die Ratten wurden in Bauchlage an den Extremitäten fixiert. Nach einem

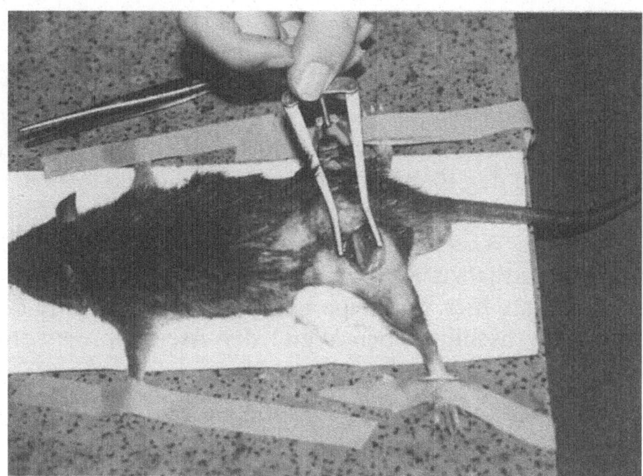

Abb. 4. Somatisches Tumormodell II. Operationstechnik

Hautschnitt über den Femur wurde die Muskulatur stumpf abpräpariert und der Femur auf einer etwa 1 cm langen Strecke freigelegt. Mit einem Knochenbohrer wurde diese Strecke aufgefräst, bis das Knochenmark frei lag (Abb. 4). Bei den Versuchstieren wurde auf das Knochenmark ca. 1 ml Tumorsuspension, bei den Scheinoperierten 1 ml 0,9%ige NaCl-Lösung aufgetragen. Die Schließung der Wunde erfolgte durch Muskel-, Faszien- und Hautnähte.

Meßparameter zur Schmerzbeurteilung: Das Körpergewicht wurde präoperativ und danach in wöchentlichen Abständen über 15 Wochen gemessen. Während dieser Zeit wurde auch das Tumorwachstum palpatorisch kontrolliert.

Bei 12 Experimental- und 7 Kontrolltieren haben wir zwischen den 83. und 104. Tag den Fentanyltrinktest durchgeführt (Colpaert et al. 1982). Bei beiden Tiergruppen wurde der relative Anteil von Fentanyllösung in der totalen Trinkmenge gemessen.

2.1.4 Pathohistologie

Bei den während des Versuchs verstorbenen Ratten wurde die Bauch- und Thoraxhöhle eröffnet, um die Tiere in 10% Formalin in toto fixieren zu können. Die überlebenden Experimental- und Kontrollratten wurden am Versuchsende mit CO_2 oder Äther getötet und in gleicher Weise fixiert. Die Obduktionen und die histologischen Untersuchungen erfolgten im Pathologischen Institut der Universität Freiburg. Die Präparate wurden routinemäßig mit Hämatoxylin-Eosin, bei Verdacht auf Nerveninfiltration mit speziellen Imprägnierungen gefärbt.

2.2 Ergebnisse

2.2.1 Viszerales Tumormodell

Die Ratten Nr. 2 und 3 waren intraoperativ, Nr. 5 während der 1., Nr. 8, 12, 15, 18 und 23 während der 10. postoperativen Woche verstorben. Am Ende der 10. Woche hatten alle noch lebenden Versuchstiere tastbar oder makroskopisch sichtbar einen Tumor.

In der 5. Woche kam es in der Gruppe der Versuchstiere zu einer Stagnation des durchschnittlichen Körpergewichts (Abb. 5). Bei der wöchentlichen Temperaturkontrolle konnte hier auch eine terminale Hypothermie beobachtet werden.

Die durchschnittlichen Werte der Atemminutenvolumina sind in Tabelle 1 aufgeführt.

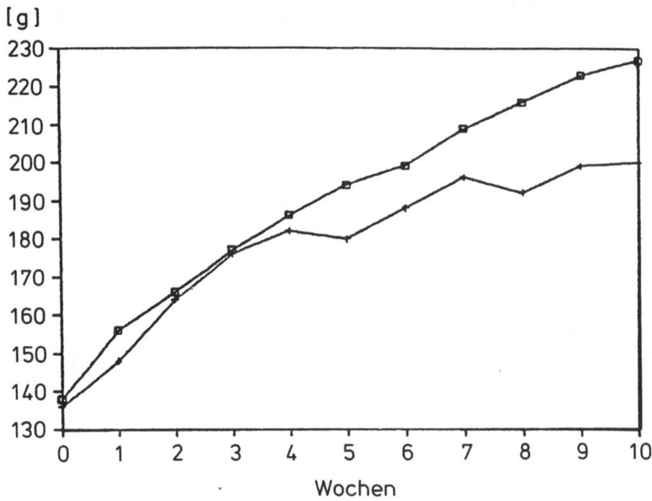

Abb. 5. Viszerales Tumormodell. Durchschnittliche Zunahme des Körpergewichts der Ratten. □ Kontrolltiere; + Versuchstiere

Tabelle 1. Viszerales Tumormodell. Durchschnittliche Werte der Atemminutenvolumina (Ve ml/min/100 g)

	Kontrolle			Experiment		
	Ve	SD	n	Ve	SD	n
1. Tag	77	(5,3)	9	81	(4,7)	12
6. Tag	84	(4,9)	9	95	(4,0)	10
13. Tag	81	(3,8)	9	78	(1,8)	10
20. Tag	80	(4,6)	9	79	(4,0)	10
27. Tag	76	(7,4)	8	76	(5,7)	10
34. Tag	84	(6,4)	9	83	(5,6)	9
41. Tag	79	(7,6)	8	89	(9,8)	7
50. Tag	75	(4,7)	8	81	(3,5)	6
55. Tag	83	(6,9)	7	75	(6,7)	6
62. Tag	76	(7,4)	7	91	(3,9)	4
69. Tag	69	(4,9)	7	88	(5,5)	3

In keiner der Gruppen kam es zu einer wesentlichen Änderung des Atemminutenvolumens.

Bei der *Obduktion* zeigte sich, daß praktisch alle Tumoren entlang des Magens mit einer mehr oder weniger starken Ummauerung des Duodenums gewachsen waren und die Leber infiltriert hatten (Abb. 6).

In einigen Fällen waren ausgedehnte Karzinomansiedlungen im mesenterialen Fettgewebe und der Darmserosa zu beobachten, wobei es in Einzelfällen auch zu einer Infiltration der Darmwand und zu einer Bildung von Schleimhautulzerationen durch das Karzinomgewebe gekommen war. In anderen Fällen konnte eine Infiltration der Bauchwand bzw. des Retroperitoneums festgestellt werden, wobei makroskopisch der Tumor in enger Nachbarschaft zu Nerven zu beobachten war. Histologisch konnte allerdings eine Infiltration von Nervengewebe nie festgestellt werden. Makroskopisch und bei einzelnen histologischen Kontrolluntersuchungen waren Lungenmetastasen oder auch Gehirnmetastasen nicht erkennbar. Vom makroskopischen und histologischen Aspekt her handelte es sich um ein regional infiltrierendes Karzinomwachstum ohne hämatogene oder lymphogene Metastatisierung.

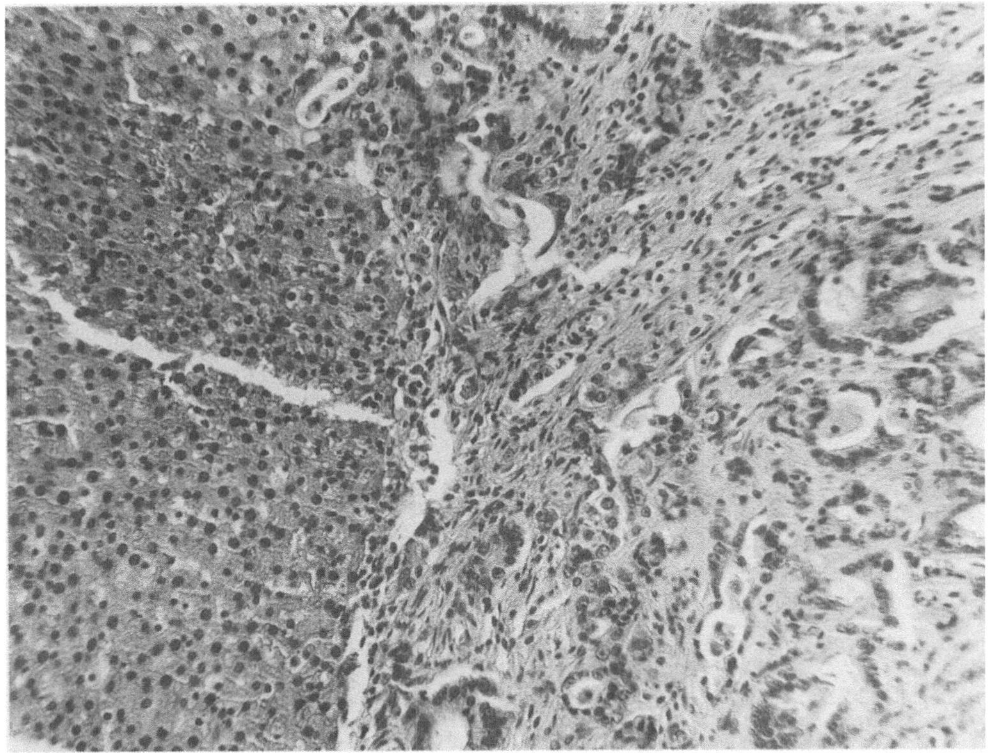

Abb. 6. Viszerales Tumormodell. Karzinomatöse Infiltration der Leber (HE, Vergr. 125:1)

2.2.2 Somatisches Tumormodell I

Ein Untersuchungstier verstarb unmittelbar postoperativ (CA 10).

Am 67. Tag konnte bei 5 Versuchstieren Tumorwachstum beobachtet werden (CA 4, CA 14, CA 16, CA 18, CA 20).

Am 106. Tag wurde bei dem Versuchstier CA 14 in Äthernarkose eine Ganzkörperröntgenaufnahme angefertigt (Abb. 7) und gleichzeitig eine Tumorbiopsie durchgeführt. Das Biopsiematerial erwies sich histologisch als ein Aderokarzinom.

Am 118. Tag verstarb das Versuchstier CA 16 spontan. Am 120. Tag wurden die übrigen Tiere getötet.

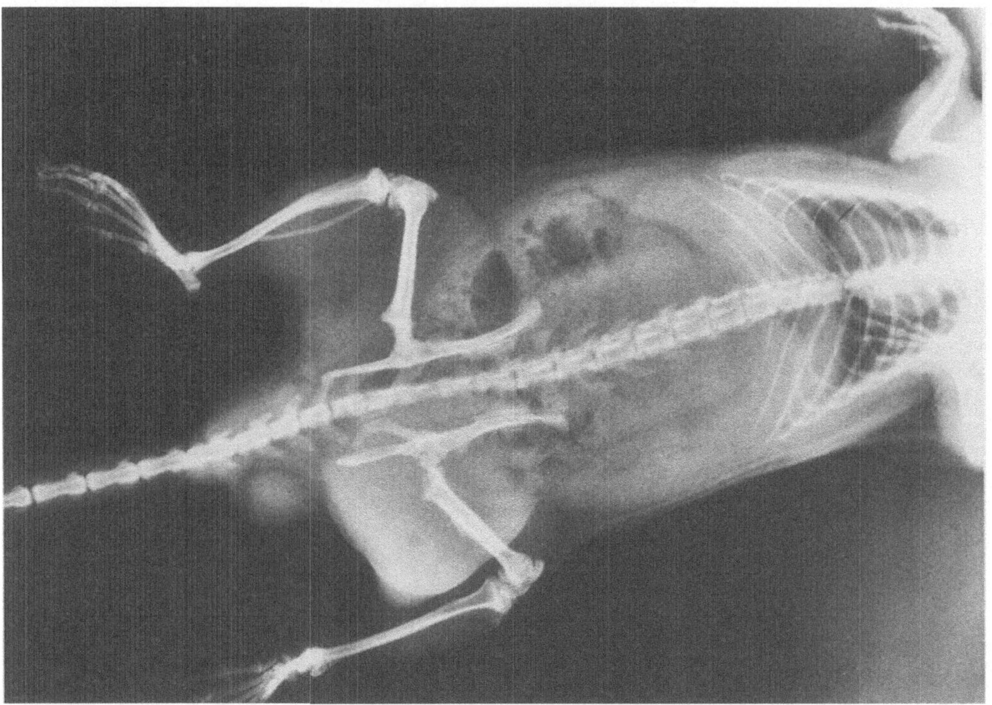

Abb. 7. Somatisches Tumormodell I. Ganzkörperröntgenaufnahme. Großer Weichteiltumor mit Knochenbefall

Tabelle 2. Somatisches Tumormodell I. Durchschnittliches Körpergewicht beider Gruppen am Anfang und am Ende des Versuchs

	Körpergewicht [g]		Wachstum
	0. Tag	108. Tag	
Scheinoperierte Ratten	109,5	226,7	107%
Tumorratten	118,6	242,3	104%

Tabelle 3. Somatisches Tumormodell I. Durchschnittliches Atemminutenvolumen (Ve ml/min/100 g) beider Gruppen vor, während und am Ende des Versuchs

Tag:	0	7	21	77	108
Scheinoperierte Ratten	86,7	97,2	79,2	65,2	76,3
Tumorratten	77,2	87,0	69,7	59,4	79,3

Das durchschnittliche Körpergewicht beider Gruppen vor dem und am Ende des Experiments sowie die prozentuale Gewichtszunahme sind in Tabelle 2 aufgeführt.

Der Unterschied in der Gewichtszunahme zwischen den beiden Gruppen war unwesentlich. Die Änderung des durchschnittlichen Atemminutenvolumens in einzelnen Gruppen sind Tabelle 3 zu entnehmen.

Die Durchschnittswerte des Atemminutenvolumens in beiden Gruppen unterschieden sich an keinem der Untersuchungstage wesentlich voneinander; in keiner Gruppe konnte eine Zunahme des Atemminutenvolumens beobachtet werden.

Die Beschreibung der Obduktionsbefunde folgt im nächsten Kapitel.

2.2.3 Somatisches Tumormodell II

Bei der Tumorratte Nr. 18 erfolgte eine Biopsie aus dem Oberschenkel in Lokalanästhesie am 56. Tag, wobei sich histologisch ein Adenokarzinom nachweisen ließ.

Das Versuchstier Nr. 9 wurde wegen eines großen exulzerierten und infizierten Tumors am 104. Tag getötet. Am 112. Tag wurden alle überlebenden Ratten getötet und obduziert.

Das durchschnittliche Körpergewicht von scheinoperierten und Tumorratten vor und nach den Versuchen, sowie die prozentuale Gewichtszunahme werden in Tabelle 4 aufgeführt:

Es konnte keine Gewichtsabnahme bei den Versuchstieren gegenüber der Kontrollgruppe beobachtet werden.

Der absolute und relative Fentanylverbrauch wurde bei scheinoperierten und Tumorratten sowie bei den 3 Ratten mit einem makroskopischen Tumorwachstum bestimmt. Der Unterschied im relativen Anteil der getrunkenen Fentanyllösung war zwischen den einzelnen Gruppen auf dem 5% Niveau nicht signifikant.

Bei der *Obduktion* konnte in beiden somatischen Tumorgruppen ein vergleichbarer makroskopischer und mikroskopischer Befund erhoben werden.

Tabelle 4. Somatisches Tumormodell II. Durchschnittliches Körpergewicht beider Gruppen vor und nach dem Versuch

	Körpergewicht [g]		Gewichts-
	0. Tag	112. Tag	zunahme
Scheinoperierte Ratten	167	258	54%
Tumorratten	154	266	72%

Im Experiment 2 zeigte sich bei 5, im Experiment 3 bei 3 Versuchstieren ein Tumorwachstum. Es entstand ein Tumor von etwa 3 cm Durchmesser, der in den meisten Fällen vom Femur gut abgrenzbar war. Das Tumorwachstum beschränkte sich in beiden Gruppen auf die betroffenen Extremitäten; Fernmetastasen oder eine tumoröse Infiltration von sonstigen Körperteilen waren nicht zu beobachten.

Mikroskopisch waren die quergestreifte Muskulatur des Oberschenkels und das benachbarte Binde- und Fettgewebe von einem drüsenbildenden Karzinomgewebe durchsetzt, wobei die Drüsen unterschiedliche Differenzierung zeigten. In zentralen Abschnitten des Karzinomgewebes sah man ausgedehnte Nekrosen, die z.T. entzündlich begrenzt waren, teilweise auch schon organisiert erschienen. Randständig war das Karzinom manchmal durch eine Kapselbildung von dem umgebenden Bindegewebe abgegrenzt.

In Fall 15 (Experiment 3) ließ sich eine Infiltration des Periosts erkennen mit einer reaktiven Knochenneubildung. Auch in der Markhöhle sah man eine weitgehende Verdrängung der regionalen Strukturen durch das Karzinomgewebe (Abb. 8).

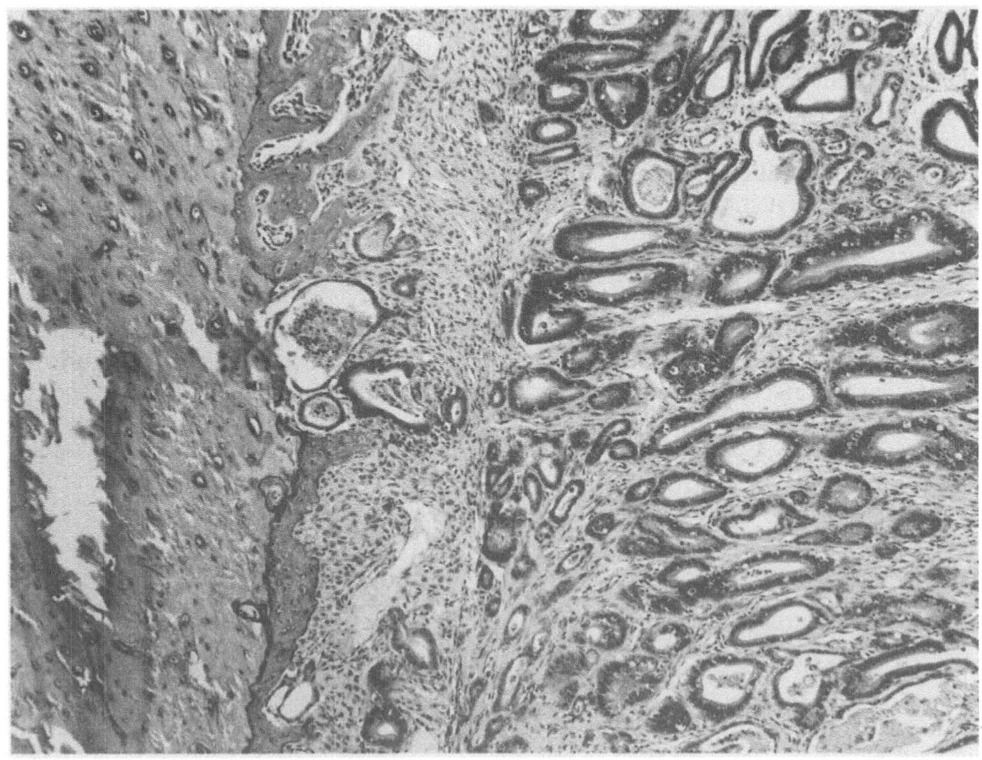

Abb. 8. Somatisches Tumormodell II. Fall 15: karzinomatöse Knocheninfiltration (HE, Vergr. 125:1)

2.3 Diskussion

In unseren Tierversuchen gelang es nicht, ein Modell des chronischen Karzinom-schmerzes zu entwickeln. Trotz sichtbaren, teils enormen Tumorwachstums konnten wir keine viszeralen oder somatischen Schmerzen nachweisen.

Es gibt zur Zeit kein geeignetes Tiermodell für chronische Schmerzen.

Das sog. chronische Deafferentationsschmerzmodell (ektodermale Schmerzen) bei Ratten (Albe-Fessard et al. 1979) wird nicht allgemein anerkannt. Ebenso fragwürdig ist die Wertigkeit des Nachweises und die Quantifizierung von Schmerzen durch die Ausdehnung der Autotomie. Außerdem sind diese neurogenen Schmerzen, wenn über-haupt, klinisch nur mit den Fällen von radikulären Läsionen vergleichbar.

Die chronischen somatischen mesodermalen Schmerzen werden an sog. „polyarthriti-schen Ratten" geprüft. Bei diesen Tieren besteht eine entzündliche Symptomatik für die Dauer von etwa 4 Wochen. Diese akuten bis subakuten Schmerzen konnten mit 2 Methoden nachgewiesen werden:

1. Während der schmerzhaften Phase der Krankheit haben die Ratten im Vergleich zu Kontrollbedingungen signifikant mehr Analgetikumlösung als Süßwasser getrunken (Colpaert et al. 1980, 1982).
2. Die 2. Schmerznachweismethode beruht auf der klinischen Beobachtung, daß chro-nische Schmerzpatienten kontinuierlich hyperventilieren. Der zugrundeliegende Mechanismus ist dabei unklar (metabolische Azidose, Hyperventilation durch Schmerzen; Glynn et al. 1981). Bei den „polyarthritischen Ratten" kam es zu einer Verdoppelung des Atemminutenvolumens. Diese Hyperventilation trat in zeitli-chem Zusammenhang mit anderen klinischen Zeichen auf, die ebenso für einen schmerzhaften Zustand sprachen (Colpaert u. van den Hoogen 1983a, b).

Ein Modell des chronischen viszeral-entodermalen Schmerzes existiert nicht. Die ver-schiedenen Methoden – wie Unterbindung des Ductus cysticus oder die intraperito-neale Injektion von irritativen Substanzen – verursachen eine akute viszerale Schmerz-symptomatik in Form von Koliken oder peritonealem Reiz (Vyklicky 1984). Diese sind für das Studium chronischer Schmerzen unbrauchbar.

Somit gibt es nach wie vor kein Tiermodell für chronische Tumorschmerzen. Die häufige Beobachtung, daß tumorbefallene Ratten mit unterschiedlicher Tumorlokali-sation offensichtlich keine Schmerzen haben, können wir bestätigen. Bei unserer Ver-suchsreihe sind die Tiere – trotz teils erheblichen Tumorwachstums einschließlich Knochendestruktionen – nicht aggressiver oder nervöser geworden. Sie haben auch ihre Schlafgewohnheiten nicht geändert. Die relative Gewichtsverminderung bei den Versuchstieren mit abdominellen Tumoren gegenüber den Kontrollratten scheint eher physisch krankheitsbedingt und nicht auf Schmerzen zurückführbar zu sein.

Die Frage, ob der Fentanyltrinktest oder der Hyperventilationstest zum Nachweis chronischer Schmerzen generell geeignet sind, kann man bejahen, da für beide Metho-den klinische Korrelate vorliegen.

Der Analgetikakonsum ist ein indirekter Beweis bestehender Schmerzen, erlaubt je-doch – besonders beim Menschen – nicht die Quantifizierung der Schmerzen, da der Bedarf von verschiedenen Faktoren (physische und psychische Abhängigkeit) beein-flußt wird.

Beim Hyperventilationstest können dagegen quantitative Korrelationen zwischen den klinischen Symptomen und dem Grad der Hyperventilation nachgewiesen werden (Colpaert u. van den Hoogen 1983b). Im humanen Bereich besteht nur der Nachweis von Hyperventilation bei chronischen Schmerzpatienten (Glynn et al. 1981), eine diesbezügliche quantitative Untersuchung fand bisher nicht statt.

Insgesamt drängt sich der Verdacht auf, daß Kleintiere keine chronischen Schmerzen empfinden, die den menschlichen vergleichbar wären.

Folgende Erklärungsmöglichkeiten bieten sich an:

1. Ratten sind anpassungsfähiger in bezug auf Änderungen des äußeren oder inneren Milieus; die chronischen nozizeptiven Impulse werden in kaudalen Abschnitten des zentralen Nervensystems „abgefangen" und so aufgearbeitet, daß keine merklichen Verhaltensänderungen zustande kommen.
2. Es ist anzunehmen, daß Tiere den lebenseinschränkenden Charakter der Tumorkrankheit nicht erkennen (Melzack u. Dennis 1980). Tiere wie auch Kleinkinder adaptieren sich besser an körperlichen Restriktionen als Erwachsene. Der Großteil der bei erwachsenen Karzinompatienten besonders ausgeprägten affektiven und kognitiven Schmerzkomponenten entfällt auf diese Weise. Der entsprechende psychische Prozeß und die daraus resultierenden Verhaltensänderungen bleiben aus.

3 Klinisch-experimenteller Teil: Untersuchung und Therapie menschlicher Karzinomschmerzen

3.1 Material und Methode

3.1.1 Patientengut

Es wurden 41 Patienten untersucht, die der Gruppe der chronischen Schmerzpatienten zuzuordnen waren und die an unerträglichen Karzinomschmerzen litten. Alle befanden sich im Endstadium einer malignen Tumorerkrankung. Die kurativen Maßnahmen waren bereits abgeschlossen, das klinische Bild war bei allen Patienten von stärksten Schmerzen bestimmt.

24 Patienten waren Männer, 17 Frauen. Das Durchschnittsalter der Patienten betrug 56 Jahre (SD 14, 17). Einzelheiten sind Abbildung 9 zu entnehmen.

Alter, Geschlecht und die Primärtumorlokalisation bei den einzelnen Patienten sind in Tabelle 5 dokumentiert; die Schulbildung der Patienten ist in Tabelle 6 dargestellt.

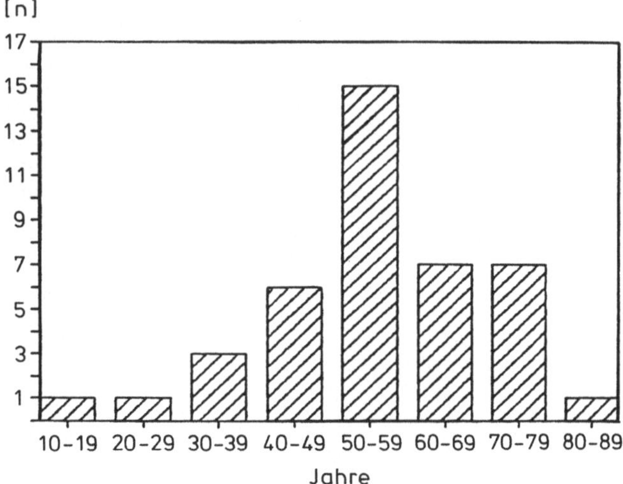

Abb. 9. Altersgruppen

Tabelle 5. Patientendaten

Patient Nr.	Alter [Jahre]	Geschlecht	Primärtumor
1	55	m.	Bronchialkarzinom
2	71	w.	Pankreaskarzinom
3	57	m.	Bronchialkarzinom
4	78	m.	Malignes Melanom
5	37	m.	Magenkarzinom
6	51	m.	Blasenkarzinom
7	64	m.	Kolonkarzinom
8	45	m.	Malignes Thymon
9	69	w.	Analkarzinom
10	74	w.	Corpus-uteri-Karzinom
11	56	m.	Prostatakarzinom
12	25	m.	Knochensarkom
13	49	w.	Metastasierendes Adenokarzinom
14	60	m.	Ösophaguskarzinom
15	58	m.	Magenkarzinom
16	74	m.	Bronchialkarzinom
17	55	w.	Ovarialkarzinom
18	54	m.	Bronchialkarzinom
19	41	m.	Bronchialkarzinom
20	56	m.	Prostatakarzinom
21	39	m.	Malignes Melanom
22	76	m.	Bronchialkarzinom
23	68	m.	Bronchialkarzinom
24	54	w.	Zervixkarzinom
25	51	w.	Magenkarzinom
26	49	w.	Corpus-uteri-Sarkom
27	48	w.	Tonsillakarzinom
28	72	w.	Mammakarzinom
29	81	m.	Prostatakarzinom
30	41	m.	Bronchialkarzinom
31	65	w.	Corpus-uteri-Karzinom
32	66	w.	Corpus-uteri-Karzinom
33	52	m.	Bronchialkarzinom
34	52	m.	Kolonkarzinom
35	71	w.	Zervixkarzinom
36	58	m.	Bronchialkarzinom
37	57	w.	Papilla-uteri-Karzinom
38	51	w.	Mammakarzinom
39	17	w.	Knochensarkom
40	35	w.	Malignes Thymon
41	69	m.	Blasenkarzinom

3.1.2 Schmerzanamnese

Bei jedem Patienten wurde eine Schmerzanamnese erhoben.

Es wurden folgende anamnestische Daten erfragt bzw. den früheren Befunden entnommen (s. auch Anhang C):

- Primärtumor,
- Tumor- und Schmerzlokalisation,
- Krankheits- und Schmerzdauer,
- krankheitsbezogene Vortherapie,
- Schlafstörungen,
- frühere Psychopharmaka- und Analgetikatherapie,
- Schmerzintensitätsänderungen während des Tages,
- frühere Schmerzempfindlichkeit,
- Rauchen in der Anamnese,
- Schmerzlateralisation,
- Schulbildung,
- vermutete Schmerzursachen.

3.1.3 Schmerzanalyse

Die Schmerzlokalisation erfolgte nach den subjektiven Patientenangaben und wurde auf einer abgebildeten Figurenskizze eingetragen (Abb. 10, S. 20). Daraus konnte die segmentale Ausbreitung der Schmerzen sowie die Zahl der betroffenen Segmente annähernd bestimmt werden. Zur Tumorlokalisation wurden alle zur Verfügung stehenden klinischen Daten und Befunde bildgebender Verfahren herangezogen. Zusätzliche diagnostische Untersuchungen wurden nur im Ausnahmefall durchgeführt, um die Patienten nicht unnötig zu belasten. Bei obduzierten Patienten wurde der pathologische Befund den vorhandenen Daten beigefügt.

McGill-Schmerzfragebogen. *Entwicklung eines deutschsprachigen Schmerzfragebogens:* Der englischsprachige McGill Pain Questionnaire (MPQ) (Melzack 1975) wurde sinngemäß unter Erhaltung seiner äußeren Form ins Deutsche übertragen (Abb. 10.) (Kiss et al., im Druck).

Die Übersetzung erfolgte unter Mithilfe von Philologen und Kollegen beider Muttersprachen, weiterhin Dolmetschern, Medizinstudenten, Schwestern und Laien. Der Bogen wurde gleichzeitig ins Ungarische übersetzt, um sämtliche Bedeutungsmöglichkeiten des englischen Originals zu verstehen (Kiss u. Tassonyi, 1984, The McGill Pain Questionnaire – magyar valtozat, unveröffentlicht; Anhang Ba und Bb).

Die Adjektive wurden – dem Original entsprechend – in 4 Hauptgruppen und 20 Untergruppen unterteilt:

1. Wörter für sensorische Qualitäten (1–10),
2. Wörter für affektive Qualitäten (11–14),
3. Wörter für die Bewertung der Lebenssituation (15),
4. Wörter gemischter Qualitäten (16–20).

Bei der Übersetzung wurden folgende Ziele gesetzt:
- Die von Melzack (1975) vorgegebenen Qualitäten der einzelnen Untergruppen zu bewahren;
- in jeder Untergruppe eine Steigerung zum Ausdruck zu bringen;
- eine sinngemäße Übersetzung einer wörtlichen vorzuziehen.

NAME: ______________________   DATUM: ______________________

PRI: S ______ A ______ E ______ M ______ PRI(T) ______ PPI ______ NWC ______
       (1-10)   (11-15)   (16)   (17-20)   (1-20)

KURZ		
PERIODISCH		
STETIG		

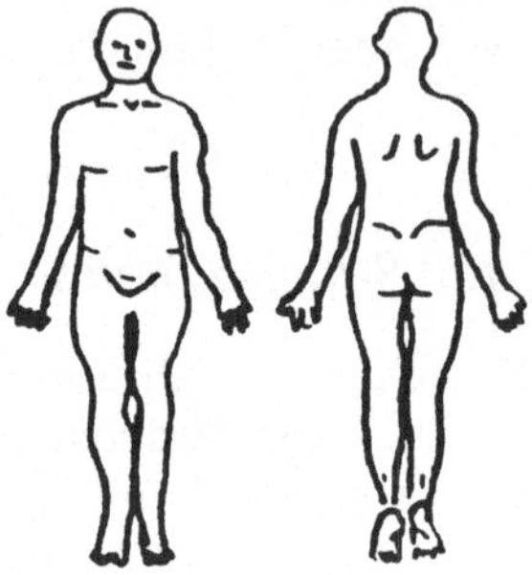

1 FLACKERND ___
  ZITTERND ___
  PULSIEREND ___
  KLOPFEND ___
  POCHEND ___
  HÄMMERND ___

2 WANDERND ___
  AUFBLITZEND ___
  EINSCHIESSEND ___

3 PRICKELND ___
  STUMPF ___
  BOHREND ___
  STECHEND ___
  PENETRIEREND ___

4 SCHARF ___
  SCHNEIDEND ___
  ZERREISSEND ___

5 KNEIFEND ___
  DRÜCKEND ___
  PRESSEND ___
  UMKLAMMERND ___
  ZERMALMEND ___

6 ZIEHEND ___
  ZERREND ___
  REISSEND ___

7 HEISS ___
  BRENNEND ___
  KOCHEND ___
  GLÜHEND ___

8 STICHELND ___
  JUCKEND ___
  SCHARF ___
  BEISSEND ___

9 DUMPF ___
  WUND ___
  SCHMERZEND ___
  STARK DUMPF SCHMERZEND ___
  SCHWER DUMPF SCHMERZEND ___

10 EMPFINDLICHKEIT ___
   SPANNUNGSGEFÜHL ___
   RAUHER SCHMERZ ___
   SPALTEND ___

11 ERMÜDEND ___
   ERSCHÖPFEND ___

12 UNWOHLSEIN ___
   VERURSACHEND ___
   ERSTICKEND ___

13 BEUNRUHIGEND ___
   BEDROHEND ___
   FURCHTERREGEND ___

14 GEMEIN ___
   QUÄLEND ___
   PEINIGEND ___
   GRAUSAM ___
   MÖRDERISCH ___

15 ENTMUTIGEND ___
   DEMORALISIEREND ___

16 STÖREND ___
   ÄRGERND ___
   BEELENDEND ___
   ZERMÜRBEND ___
   UNERTRÄGLICH ___

17 SICH AUSBREITEND ___
   AUSSTRAHLEND ___
   DURCHDRINGEND ___
   DURCHSTECHEND ___

18 BEENGEND ___
   BEDRÄNGEND ___
   BEDRÜCKEND ___
   NAGEND ___
   RASEND ___

19 KOHL ___
   KALT ___
   EISIG ___

20 BELASTEND ___
   ÜBELKEIT VERURSACHEND ___
   SCHRECKLICH ___
   FURCHTBAR ___
   FOLTERND ___

PPI   0   SCHMERZFREI ___
      1   LEICHT ___
      2   UNANGENEHM ___
      3   BEÄNGSTIGEND ___
      4   FÜRCHTERLICH ___
      5   VERNICHTEND ___

E = EXTERN	
I = INTERN	

BEMERKUNGEN

Abb. 10. McGill-Schmerzfragebogen

Tabelle 6. Schulbildung

	n	[%]
Kein Abschluß	7	(17,5)
Hauptschule	19	(47,5)
Realschule	9	(22,5)
Gymnasium	1	(2,5)
Hochschule	4	(10,0)
Gesamt	40[a]	(100,0%)

[a] Eine Angabe fehlt.

Anwendung des McGill-Schmerzfragebogens: Der McGill-Schmerzfragebogen konnte von 37 der 41 Patienten ausgefüllt werden.

Patient Nr. 19 war ein Türke, Patientin Nr. 25 eine Spanierin; ersterer hatte sprachliche Schwierigkeiten, die Spanierin war nicht in der Lage, die spanische Version von MPQ (Lahuerta et al. 1982) auszufüllen. Patientin Nr. 26 war stark depressiv und Patientin Nr. 39 war ein 17jähriges Mädchen, das den Bogen nicht ausfüllen konnte.

Nach Anamneseerhebung und Erläuterungen des Untersuchungszwecks folgte die Beantwortung des McGill-Schmerzfragebogens. Die Patienten wurden gebeten, aus den vorliegenden 78 Eigenschaftswörtern diejenigen auszuwählen, die sie auf ihre Schmerzen bzw. ihren Zustand als zutreffend empfanden. Sie wurden darauf hingewiesen, daß in jeder Untergruppe eine Steigerung stattfindet. Von den einzelnen Untergruppen sollten nur diejenigen mit zutreffenden Qualitäten ausgesucht und davon nur ein beschreibendes Wort gewählt werden.

Um die Patienten bei der Auswahl der Wörter nicht zu beeinflussen, haben wir uns beim Ausfüllen des Bogens passiv verhalten, nur auf Fragen geantwortet und Bemerkungen oder Körpersprache – so weit wie möglich – vermieden.

Die statistische Auswertung der Fragebögen wurde gemäß der Modifikation von Melzack (1983) vorgenommen. Die Wörter in einzelnen Untergruppen wurden in Reihenfolge von 1 bis maximal 6 durchnumeriert. Für die in der Folge zu ermittelnden Indizes wurden die Zahlenwerte der Untergruppen addiert (s. Anhang Bc).

– Sensorische Schmerzqualitäten (PRI S),
– affektive Schmerzqualitäten (PRI A),
– bewertende Schmerzqualitäten (PRI E),
– gemischte Schmerzqualitäten (PRI M),
– gesamte Schmerzqualitäten (PRI T),
– momentane Schmerzintensität (PPI present pain intensity),
– Zahl der gewählten Wörter (NWC number of words chosen).

Die numerischen Werte der einzelnen Untergruppen wurden mit einem Faktor multipliziert, um die Ungleichheiten im Aufbau der Untergruppen (unterschiedliche Wortzahl) zu neutralisieren (Melzack 1983).

Qualitätskontrolle des McGill-Schmerzfragebogens: Dabei wurde die Beständigkeit der Patienten in der Wortwahl bei wiederholter Ausfüllung des McGill-Schmerzfragebogens geprüft. Wie später beschrieben (s. S. 24) haben die Patienten einen Fragebogen beim Studieneintritt und einen am 5. Tag der eingeleiteten Schmerztherapie ausgefüllt.

Nach der folgenden Gruppierung wurde der prozentuale Anteil der Patienten bei der Wahl einzelner Untergruppen errechnet (Tabelle 7):

Gruppe I: Prozentualer Anteil von Patienten, die die im 2. Bogen gewählte Untergruppe (100%) bereits im 1. Bogen gewählt haben.

Gruppe II: Prozentualer Anteil von Patienten, die die im 1. Bogen gewählte Untergruppe (100%) im 2. Bogen wieder gewählt haben.

Gruppe III: Prozentualer Anteil von Patienten, die im 2. Bogen diese Untergruppe neu gewählt haben.

Die Berechnung der Durchschnittswerte von sensorischen, affektiven und gemischten Untergruppen aus Tabelle 7 führt zu den in Tabelle 8 dargestellten Ergebnissen.

Wörtlich bedeuten die Ergebnisse der Tabellen 7 und 8:

I: In 91% der Fälle blieben die Patienten konstant in der Wahl von Untergruppen, d.h. in 91% der Fälle wurde die im 2. Bogen gewählte Untergruppe bereits im 1. Bogen angegeben.

II: In 39% der Fälle wählten die Patienten im 2. Bogen dieselbe Untergruppe wie beim ersten Mal. Wenn die der Untergruppe entsprechende Schmerzqualität als Therapiefolge nicht mehr vorhanden war, wählten sie nichts.

III: In 11% der Fälle haben die Patienten bei dem 2. Bogen eine neue, im 1. Bogen nicht gewählte Untergruppe ausgesucht.

In den Berechnungen wurden die Untergruppen 16 und 19 nicht berücksichtigt. Die Untergruppe 16 (einzige Gruppe für bewertende Qualitäten) wurde im 1. Schmerzfra-

Tabelle 7. Qualitätskontrolle des MPQ (s. Text). Die Untergruppen 16 und 19 wurden nicht mitberechnet

	1	2	3	4	5	6	7	8	9	10	11	12	13	14	15	17	18	20
I	80	100	100	67	85	86	100	80	92	93	91	100	83	100	83	100	100	93
II	47	50	41	15	48	52	27	33	46	59	42	29	28	32	19	40	37	58
III	15	0	0	6	29	29	0	6	25	12	17	0	17	0	25	0	0	17

Tabelle 8. Qualitätskontrolle des MPQ (s. Text). Die Untergruppen 16 und 19 wurden nicht berücksichtigt

	Sensorisch	Affektiv	Gemischt	Gesamt
I	88	91	98	91
II	42	30	45	39
III	12	12	6	11

gebogen – mit einer Ausnahme – von allen Patienten gewählt. Die Untergruppe 19 wurde dagegen – auch mit einer Ausnahme – von keinem Patienten gewählt.

Die Patienten wurden aufgrund ihrer affektiven Werte (PRIA) im 1. Schmerzfragebogen in 2 Gruppen aufgeteilt: eine mit niedrigen (n = 22) und eine mit höheren (n = 15) affektiven Werten. Es gab keinen Unterschied zwischen den beiden Gruppen bezüglich Geschlecht, Alter, Krankheits- und Schmerzdauer oder prozentualem Schmerzrückgang.

Bestimmung der Lebensqualität: Bei 13 Patienten wurde nach der Methode von Spitzer et al. (1981) die Lebensqualität der Patienten durch Beobachtung eingeschätzt. Die Lebensqualität der Patienten wurde auf einem nach der APGAR-Skala entwickelten Score beurteilt. Weiterhin konnte in einer Visualskala zwischen 0 (niedrigste) und 10 (höchste Lebensqualität) ein numerischer Wert ermittelt werden (Anhang D und E).

3.1.4 Schmerztherapie

Peridurale Opiatanalgesie und Begleitmedikation: Eine langzeitige peridurale Opiatanalgesie wurde bei 37 der 41 Patienten durchgeführt.

Patientin Nr. 10 erhielt wiederholt eine einmalige peridurale Opiatanalgesie, weil sie einen Katheter ablehnte; bei Patient Nr. 11 wurde eine zerebrale intraventrikuläre Opiatapplikation durchgeführt (disseminierte Schmerzen); die Patienten Nr. 14 und 37 erhielten nur systemische Opiattherapie (Gerinnungsstörung).

Technik: Die Punktion erfolgte im aseptischen Operationsraum. Nur bei einzelnen Patienten, die sich in sehr schlechtem Allgemeinzustand befanden, wurde die Katheterneuanlage im Krankenzimmer bzw. in der Patientenwohnung durchgeführt.

Die Punktion des Periduralraums wurde in liegender Position der Patienten durchgeführt, bei hoher thorakaler Punktion (Th 1–Th 5) – sofern das möglich war – wurde die sitzende Position bevorzugt. Technisch wird dabei wie folgt vorgegangen: Es wird eine mit NaCl-Lösung gefüllte Glasspritze auf die Punktionsnadel aufgesetzt. Unter kontinuierlichem manuellem Druck auf den Spritzenkolben wird die Nadel in Richtung auf den Periduralraum vorgeschoben. Ein plötzlicher Widerstandverlust am Kolbenende kennzeichnet die regelrechte Lage der Nadelspitze im Periduralraum. Das Aufsuchen des Periduralraums erfolgte im lumbalen Bereich durch die mediane, im thorakalen Bereich durch die paramediane Punktionstechnik (Bonica 1956).

Anfänglich wurde der Periduralkatheter bei lumbalen Schmerzen in die Höhe L3/L4 gelegt, später, besonders bei Schmerzen in der oberen Körperhälfte, wurde der Zugang zum Periduralraum so ausgewählt, daß die Katheterspitze nach möglichst kurzem Weg im Periduralraum die mittleren der dem schmerzhaften Körpergebiet zuzuordnenden Rückenmarkssegmente erreichte.

Der Katheter wurde nach der Methode von Zenz et al. (1981) mit einer Hautnaht befestigt und nach sterilem Abdecken der Punktionstelle über die Schulter auf die Brust geleitet und in dieser Lage mit einem Pflaster fixiert.

Opiate und Dosierung: Die Therapiemedikation bestand anfangs in der Bolus-Applikation von 3 mg Morphinum-HCl in je 10 ml 0,9%iger NaCl-Lösung. Bei nicht ausreichender Wirkung wurde die Einzeldosis auf 5 oder bei Bedarf auf 7,5–10 mg Morphinum-HCl erhöht. Bei radikulären Schmerzen wurde die Lösung so eingestellt, daß sie zusätzlich 3–5 ml Bupivacain 0,25% enthielt. Nach Bestimmung der Wirkungsdauer wurde versucht, die Dosierung so zu wählen, daß die Einzelinjektionen in Abständen von 12 oder 8 h verabreicht werden konnten. In Einzelfällen erfolgte die Applikation durch eine kontinuierliche Infusion mittels einer Pumpe (Graseby M 26). Dabei wurde 2 mg Morphinum-HCl/ml NaCl 0,9% oder Bupivacain 0,25% in einer dem Bedarf entsprechender Geschwindigkeit infundiert. Die Dosierung entsprach dabei etwa der Gesamtmenge bei täglicher Bolusapplikation.

Psychopharmakatherapie: Beim Auftreten von Aufregung, Angstzuständen oder depressiver Stimmungslage wurde den Patienten vom jeweiligen Stationsarzt ein Psychopharmakon der folgenden Gruppen verordnet: Benzodiazepine, Phenothiazinderivate, Butyrophenone oder trizyklische Antidepressiva.

Kurzzeitkontrolle: Von den 37 Patienten mit einer periduralen Opiatanalgesie haben 30 Patienten vor und 5 Tage nach Therapiebeginn einen McGill-Schmerzfragebogen ausgefüllt. Die anderen waren entweder körperlich nicht mehr in der Lage, den 2. Bogen auszufüllen, oder verstarben zwischenzeitlich. Bei Patient Nr. 29 (Alter 81 Jahre) brachen wir die Therapie nach 3 Tagen wegen fehlender Kooperation ab.

Das Ausfüllen des 2. Schmerzfragebogens nach 5tägiger Therapie erfolgte methodisch analog.

Insgesamt konnte bei 37 Patienten ein kompletter Aufnahmestatus erhoben und der Therapieeffekt bei 30 Patienten ausführlich ermittelt werden.

Den *Therapieeffekt* haben wir bei 30 Patienten mit Hilfe des deutschsprachigen McGill-Schmerzfragebogen objektiviert. Der prozentuale Rückgang der Schmerzempfindung ergab sich aus den Bestimmungen der numerischen Werte des MPQ vor und während der Therapie, wobei O keinen Effekt und 100 den maximalen Effekt (komplette Analgesie) bedeutet.

Der Einfluß anamnestischer Faktoren und einer gleichzeitig mit der periduralen Opiatanalgesie durchgeführten Psychopharmakatherapie auf den Schmerzrückgang wurde mit statistischen Mitteln untersucht.

Begleitsymptome der Krankheit (Brechreiz, Kopfschmerzen, Schwindel, Schläfrigkeit, Obstipation, Durchfall), der Grad der körperlichen Aktivität, die Nahrungsaufnahme und die Änderungen der Lebensqualität wurden vor und während der Therapie protokolliert (Anhang C, D und E).

Langzeitkontrolle: Die Patienten wurden während des stationären Aufenthalts bezüglich des klinischen Verlaufs und der Erfassung eventueller Komplikationen kontinuierlich überwacht. Bei nach Hause entlassenen Patienten bzw. bei ambulanter Behandlung erfolgte die Überwachung gemeinsam durch den Anästhesisten und den Hausarzt.

Während der periduralen Opiatanalgesie wurden folgende Parameter festgehalten:

– Morphinanfangsdosis, Dosiserhöhung, maximale Tagesdosis,
– Applikationsform,
– Morphinnebenwirkungen,

- Dauer der periduralen Opiatanalgesie,
- Katheterkomplikationen, Katheterwechsel,
- Therapieform (ambulant, stationär),
- zusätzliche Analgetika,
- Lebensdauer.

3.1.5 Statistische Analyse

Bei den durchgeführten statistischen Auswertungen wurden folgende Verfahren angewandt:

1. *Häufigkeitsauszählungen* mit Angabe der absoluten Häufigkeiten, der relativen und kumulativen Anteile einschließlich der Berechnung von arithmetischem Mittel, Median, Modus und Standardabweichung.
2. *Kreuztabellen* mit absoluten und relativen Häufigkeiten sowie der Berechnung des χ^2-Werts, der Freiheitsgrade und der Signifikanz.
3. *Mittelwertvergleiche*
   - für 2 unabhängige Gruppen mit Hilfe des T-Tests für unabhängige Stichproben;
   - für 2 abhängige Variablen mit Hilfe des T-Tests für abhängige Stichproben;
   - für mehr als 2 Gruppen mit Hilfe der einfachen Varianzanalyse.
4. *Korrelationen* – Berechnet wurde der Pearson-Produktmomentkorrelationskoeffizient einschließlich der Signifikanz.

3.2 Ergebnisse

3.2.1 Anamnestische Schmerzcharakteristika

Bei den allgemeinen Ergebnissen sind die Daten von allen 41 Patienten berücksichtigt.

Krankheitsdauer: Bei 19 Patienten wurde die Diagnose einer bösartigen Tumorkrankheit innerhalb des letzten Jahres, bei den restlichen 22 Patienten schon früher gestellt.

Schmerzdauer: Bei 13 Patienten bestanden die starken Schmerzen kürzer, bei 28 länger als 4 Wochen.

Von 40 befragten Patienten stuften sich 13 bezüglich früherer Schmerzerlebnisse als schmerzempfindlich ein. Von diesen 13 Patienten waren 10 Frauen und 3 Männer. Unter 23 Männern hielten sich 3, unter 17 Frauen 10 für schmerzempfindlich.

Von 41 Patienten waren 26 über längere Zeit starke *Raucher.* Alle Patienten mit einem Bronchialkarzinom (10) gehörten zur Gruppe der Raucher. Bei den Schmerzcharakteristika oder bezüglich des therapeutischen Effekts wiesen diese Patienten keine Besonderheiten gegenüber Nichtrauchern auf.

Die *Lateralisation* der Schmerzen ist in Abbildung 11 auf Seite 26 aufgeführt.

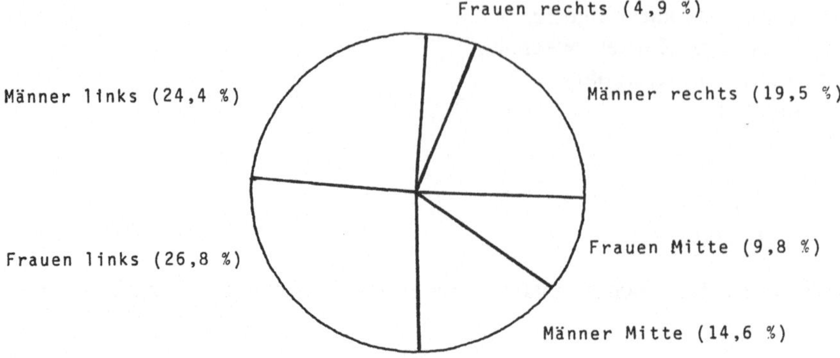

Abb. 11. Schmerzlateralisation (n = 41)

Von den 31 Patienten mit lateralisierten Schmerzen hatten 21 das Zentrum der Schmerzen auf der linken Seite. Drei der 41 Patienten waren Linkshänder. Zwei von ihnen hatten rechtsseitige und einer linksseitige Schmerzen.

Mit Ausnahme von 5 Patienten hatten sich alle vor Studieneintritt einer meist kombinierten *Antitumortherapie* unterzogen (Tabelle 9)

Alle Patienten erhielten vor Studieneintritt Analgetika und Psychopharmaka. Diese *medikamentöse Therapie* ist in Tabelle 10 zusammengefaßt.

Alle Patienten klagten über irgendeine Form von *Schlafstörung*. 35 Patienten gaben Einschlafstörungen an, 28 nahmen deshalb regelmäßig ein Einschlafmittel; 35 Patienten wachten während der Nacht trotz Medikation regelmäßig schmerzbedingt auf.

Die *Schmerzlokalisation* verteilte sich wie in Tabelle 11 dargestellt.

Tabelle 9. Vorangegangene krankheitsbezogene Therapie

Antitumortherapie	Patienten [n]
Operation	30
Bestrahlung	33
Chemotherapie	19
Keine Therapie	5

Tabelle 10. Medikamentöse Therapie vor der periduralen Opiatanalgesie

Medikamente	Patienten [n]
Morphinartige Analgetika	39
Antipyretische Analgetika	32
Sedativa	13
Antidepressiva	3
Hypnotika	28

Tabelle 11. Schmerzlokalisation

	Patienten [n]
Zervikothorakal	7
Thorakolumbal	15
Lumbosakral	13
Disseminiert	6
Gesamt	41

Tabelle 12. Vermutete Schmerzursachen

	n	[%]
– Knochenmetastasen	32	(78,0)
– Nervenläsionen	21	(51,2)
– Entzündungen, Nekrosen	7	(17,1)
– Verschluß von Hohlorganen	10	(24,4)
– Kapsel-, Fasziendehnungen	16	(39,0)
– Bestrahlungsfolgen	5	(12,2)
– Operation	1	(2,4)
– Andere	5	(12,2)

Die Häufigkeit einzelner vermuteter *Schmerzursachen* ist aus Tabelle 12 zu entnehmen.

Bei einzelnen Patienten waren gleichzeitig mehrere Ursachen nachzuweisen bzw. zu vermuten. Bei 9 Patienten konnten wir Knochenmetastasen als einzige Schmerzursache verantwortlich machen. Die Kombination von mehreren Ursachen ist in Tabelle 13 auf Seite 28 aufgeführt.

Bei 9 der 41 Patienten bestand eine zyklische *Schmerzintensitätsänderung* über den Tag. Mit Hilfe der PPI Schmerzintensitätsskala wurden die Gesamtintensitätswerte für die einzelnen Tageszeiten berechnet (s. Abb. 12, S. 28).

Bezüglich Geschlechtsverteilung, Primärtumor, Schmerzlokalisation oder -ursache gab es keinen Unterschied gegenüber dem gesamten Patientengut.

Die *Anzahl der schmerzbetroffenen Segmente* wurde durch eine Zuordnung der auf die Körperoberfläche projizierten Schmerzen gemäß den Head-Zonen bestimmt (Tabelle 14, S. 29).

3.2.2 Analytische Schmerzcharakteristika (McGill-Schmerzfragebogen)

Die Häufigkeit der Wahl einzelner Untergruppen und Wörter: Die einzelnen sensorischen Untergruppen (UG) wurden durchschnittlich von 69% der Patienten gewählt; bei affektiven Untergruppen und Untergruppen gemischter Qualitäten betrug dieser Wert 80% bzw 88% (Tabelle 15, S. 29).

Tabelle 13. Kombinationen von Schmerzursachen (Einteilung (1)–(8) s. Tabelle 12)

(1)	(2)	(3)	(4)	(5)	(6)	(7)	(8)	[n]	[%]
o	o	o	×	×	o	o	o	1	2,4
o	o	o	×	×	o	×	o	1	2,4
o	o	×	×	o	o	o	×	1	2,4
o	×	o	o	×	o	o	o	3	7,3
o	×	o	×	o	o	o	o	1	2,4
o	×	o	×	×	o	o	o	1	2,4
o	×	×	o	o	×	o	o	1	2,4
×	o	o	o	o	o	o	o	9	22,0
×	o	o	o	o	o	o	×	1	2,4
×	o	o	o	o	×	o	o	1	2,4
×	o	o	o	×	o	o	o	1	2,4
×	o	o	o	×	o	o	×	1	2,4
×	o	o	×	o	o	o	o	3	7,3
×	o	×	o	×	o	o	o	1	2,4
×	×	o	o	o	o	o	o	3	7,3
×	×	o	o	o	×	o	o	1	2,4
×	×	o	o	o	×	o	×	1	2,4
×	×	o	o	×	o	o	o	5	12,2
×	×	o	×	o	×	o	o	1	2,4
×	×	×	o	o	o	o	o	2	4,9
×	×	×	o	×	o	o	o	1	2,4
×	×	×	×	×	o	o	×	1	2,4
Gesamt								41	100,0

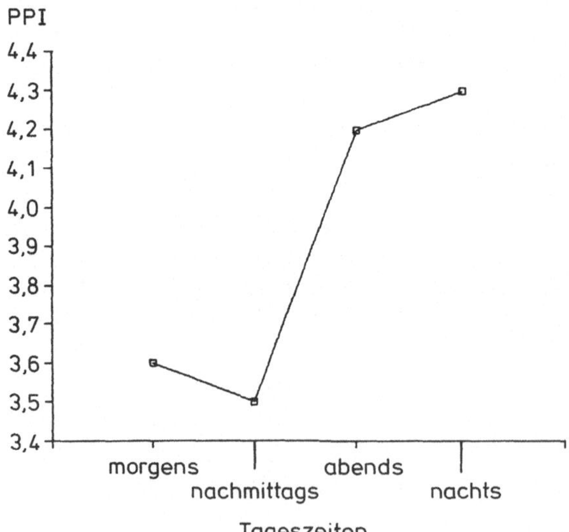

Abb. 12. Durchschnittliche Schmerzintensität (PPI) während des Tages bei 9 Patienten mit zirkadianer Intensitätsänderung

Tabelle 14. Anzahl der schmerzbetroffenen Körpersegmente ($\bar{x} = 6{,}56 \pm 3{,}98$ Segmente)

Segmente	Patienten [n]
1– 5	25
6–10	10
> 10	6
Gesamt	41

Tabelle 15. Die Häufigkeit der Wahl einzelner Untergruppen in MPQ I. In die Berechnung sind die Untergruppen 16 und 19 nicht einbezogen

Untergruppen	Sensorisch										Affektiv					Gemischt		
	1	2	3	4	5	6	7	8	9	10	11	12	13	14	15	17	18	20
Häufigkeit der Wahl [%]	63	73	97	47	83	83	37	43	90	76	83	70	63	94	90	90	90	82
Mittelwerte					69%								80%				88%	

Durch die obigen Berechnungen ergibt sich, daß für die Beschreibung von sensorischen Qualitäten der Karzinomschmerzen am häufigsten Untergruppen mit punktförmigen (UG 3), zusammendrückenden (UG 5), ziehenden (UG 6) und dumpfen Schmerzen (UG 9) gewählt wurden. Bezüglich affektiver Qualitäten wurde die Untergruppe mit peinigenden Schmerzen (UG 14) und die mit gemischten sensorisch-affektiv-bewertenden Qualitäten (UG 15) bevorzugt. Bezüglich gemischter Qualitäten (UG 17–20) ist die Untergruppenwahl weniger informativ.

Krankheitsdauer: Bei der Wahl von sensorischen Wörtern und Untergruppen besteht kein Unterschied bezüglich kürzerer und längerer Krankheitsdauer (Tabelle 16). Bei der Wahl affektiver Wörter dagegen wird in der 1. Gruppe das Wort „erschöpfend", in

Tabelle 16. Die Häufigkeit der Wahl einzelner Untergruppen bei verschiedenen anamnestischen Faktoren. Die Untergruppen 16 und 19 sind in die Berechnung nicht einbezogen

		n	1	2	3	4	5	6	7	8	9	10	11	12	13	14	15	17	18	20
														Untergruppen							
Krankheitsdauer	< 1 Jahr	18	13	12	17	8	14	14	7	9	16	13	15	12	11	17	14	17	17	15
	> 1 Jahr	19	7	14	16	10	13	16	7	6	16	13	15	14	12	15	17	15	14	15
Starke Schmerzen	< 4 Wochen	13	8	7	11	4	8	11	6	4	10	7	12	10	7	11	10	10	11	11
	> 4 Wochen	24	12	19	22	14	19	19	8	0	22	19	18	16	16	21	21	22	20	19
Operation vorher		27	12	18	23	12	19	22	10	8	24	18	22	19	16	22	23	23	21	22
Bestrahlung		29	15	20	26	13	21	23	11	10	25	20	22	19	27	24	26	25	24	24
Chemotherapie		16	6	11	14	8	12	15	7	7	14	11	14	13	11	12	13	13	13	14
Keine Therapie		5	4	4	5	3	4	5	2	3	4	4	5	4	4	5	4	4	5	4
Männer		23	15	16	22	11	18	18	8	12	20	17	19	16	14	20	19	20	20	20
Frauen		14	5	10	11	7	9	12	6	3	12	9	11	10	9	12	12	12	11	10

der 2. „demoralisierend" am häufigsten gewählt. Bei den Wörtern mit gemischten Qualitäten werden von Patienten mit kürzerer Krankheitsdauer Begriffe mit sensorischem Charakter bevorzugt (ausstrahlend); Patienten mit längerer Krankheitsdauer wählten hauptsächlich affektive Wörter (furchtbar). In den errechneten durchschnittlichen PRI-S-, PRI-A- und PRI-M-Werten ergeben sich keine Unterschiede zwischen beiden Patientengruppen.

Die 5 Patienten ohne vorangegangene krankheitsbezogene Therapie zeigen gegenüber denjenigen mit einer Tumortherapie wesentliche Unterschiede in der Wortwahl. Für die Beschreibung sensorischer Schmerzsensationen wählten die Patienten mit einer Therapie die Wörter „einschießend", „stechend" und „ziehend" am häufigsten. Dagegen bezeichneten die Patienten ohne Therapie ihre Schmerzen als „rauh" oder „wandernd" und „stichelnd". Bei der Wahl affektiver Wörter bevorzugten die Patienten in der 1. Gruppe die Wörter „erschöpfend", „Unwohlsein verursachend" und „quälend"; in der 2. Gruppe wurde der Ausdruck „Unwohlsein verursachend" überhaupt nicht benutzt, dagegen wurden eher Wörter wie „bedrohend", „grausam" und „erschöpfend" gewählt. Bezüglich gemischter Qualitäten war die Auswahl in beiden Gruppen sehr uneinheitlich. Die durchschnittlichen PRI-Werte in den einzelnen Patientengruppen zeigten keinen wesentlichen Unterschied.

Geschlechtsbedingte Unterschiede bestanden weder in der Wortwahl noch in den einzelnen durchschnittlichen PRI-Werten. Frauen wählten häufiger affektive Untergruppen als Männer.

Bei der sensorischen Wortwahl fällt auf, daß Patienten mit zervikothorakalen Schmerzen diese häufig als „brennend" beschreiben. Bei thorakolumbalen Schmerzen wurde der Ausdruck „stark dumpf schmerzend" häufig gewählt. Bei den affektiven und gemischten Qualitäten gab es keinen wesentlichen Unterschied in Wort- oder Untergruppenwahl.

In der Häufigkeit der Wahl einzelner Untergruppen bei Patienten mit verschiedenen Schmerzlokalisationen bzw. Schmerzursachen waren keine wesentliche Unterschiede feststellbar.

Häufigkeit der gewählten Wörter in MPQ I (Tabellen 17–22): 37 Patienten haben den 1. McGill-Schmerzfragebogen ausgefüllt.

Tabelle 17. MPQ I. Häufigkeit der gewählten sensorischen Wörter

PRI S: Sensorische Qualitäten (1–10)	
Häufigste Wörter	Anzahl der Nennungen
Stechend	17
Einschießend	13
Ziehend	12
Schmerzend, stark dumpf schmerzend, Spannungsgefühl, rauher Schmerz	10
Wandernd, umklammernd, zerrend, reißend	9
Nicht gewählt: prickelnd	

Tabelle 18. MPQ I. Häufigkeit der gewählten affektiven Wörter

PRI A: Affektive Qualitäten (11–15)

Häufigste Wörter	Anzahl der Nennungen
Erschöpfend	26
Demoralisierend	23
Unwohlsein verursachend, quälend	15
Erstickend	11
Grausam	10

Nicht gewählt: gemein

Tabelle 19. MPQ I. Häufigkeit der gewählten bewerteten Wörter

PRI E: Bewertende Qualität (16)

Häufigste Wörter	Anzahl der Nennungen
Unerträglich	21
Zermürbend	12

Tabelle 20. MPQ I. Häufigkeit der gewählten Wörter mit gemischter Qualität

PRI M: Gemischte Qualität (17–20)

Häufigste Wörter	Anzahl der Nennungen
Ausstrahlend	15
Bedrückend	11
Nagend	–
Furchtbar	–

Nicht gewählt: kühl, eisig

Tabelle 21. MPQ I. Den Karzinomschmerz charakterisierende Begriffe

Häufigste Wörter		Zweithäufigste Wörter
Sensorisch (S)	Stechend, einschießend, ziehend	Schmerzend, stark dumpf schmerzend, Spannungsgefühl, rauher Schmerz
Affektiv (A)	Erschöpfend, demoralisierend	Unwohlsein verursachend, quälend, erstickend
Bewertend (E)	Unerträglich, zermürbend	
Gemischt (M)	Ausstrahlend	Bedrückend, nagend, furchtbar

Tabelle 22. MPQ I. Liste nicht gewählter Wörter

- prickelnd
- gemein
- kühl
- eisig

Einfluß anamnestischer Faktoren auf die numerischen Werte des McGill-Schmerzfragebogens (37 Patienten): Die Mittelwerte der sensorischen, affektiven, bewertenden und gesamten Schmerzqualitäten sowie die Mittelwerte allgemeiner Schmerzintensität und der Zahl der gewählten Wörter sind in Tabelle 23 aufgelistet.

    Verschiedene anamnestische Faktoren wurden auf ihren Zusammenhang mit den Werten des MPQ I untersucht (s. Tabellen 24 und 25).

Schmerzlateralisation und MPQ I (Tabelle 26): Die Mittelwerte der MPQ Parameter PRI S, PRI M und PRI T weisen einen deutlichen Trend auf: rechts- oder linksseitige

Tabelle 23. Mittelwerte von MPQ-I-Parametern

	Mittelwert	SD
PRI S	17,39	7,14
PRI A	14,11	5,39
PRI E	4,34	1,16
PRI M	8,54	3,64
PRI T	44,38	14,20
PPI	4,00	0,75
NWC	13,87	3,95

Tabelle 24. Zusammenhang von Schmerzdauer und Gesamtschmerzerlebnis

Schmerzdauer	Patienten [n]	PRI T	SD
<4 Wochen	4	33,58	10,27
>4 Wochen	33	45,69	14,16

Tabelle 25. Zusammenhang einer vorausgehenden Applikation von Hypnotika mit dem Gesamtschmerzerlebnis (*p<0,05)

Hypnotika	Patienten [n]	PRI T
Nein	14	38,09*
Ja	23	48,21*

Tabelle 26. Zusammenhang zwischen Schmerzlateralisation und der momentanen Schmerzintensität (* < 0,05)

	Patienten [n]	PPI	SD
(1) Rechts	9	4,33*	0,50
(2) Links	19	4,21*	0,63
(3) Mitte	9	3,22*	0,22

Schmerzen sind stärker ausgeprägt als die der Körpermitte. Dieser Trend ist bei der momentanen Schmerzintensität (PRI) der eindeutigste.

Patienten mit disseminierten Schmerzen hatten ein um etwa 30% stärkeres Schmerzerlebnis als die anderen (Abb. 13).

Rechnerisch besteht eine signifikant positive Korrelation zwischen der Anzahl schmerzbetroffener Segmente und den Werten von PRI S bzw. PRI M (p < 0,05). Für PRI T ergibt sich ebenfalls ein Trend (p < 0,06). Bei der Klasseneinteilung der Daten ist derselbe Trend sichtbar (Tabelle 27).

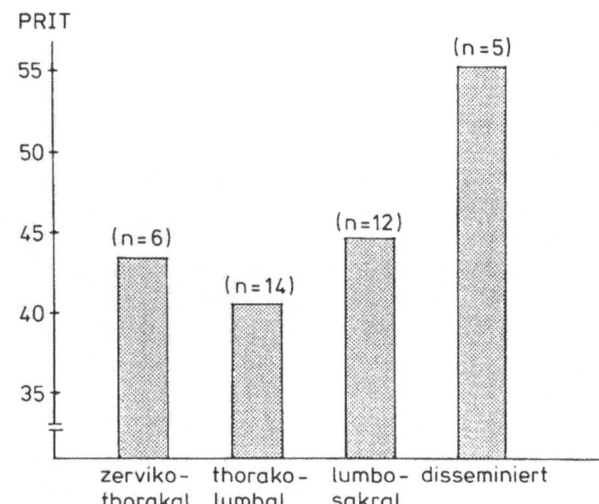

Abb. 13. Gesamtschmerzerlebnis in einzelnen Lokalisationen

Tabelle 27. Beziehung zwischen der Anzahl schmerzbetroffener Segmente und dem Gesamtschmerzerlebnis

	Patienten	PRI T	SD
1– 5 Segmente	23	41,38	15,15
6–10 Segmente	9	47,55	12,50
> 10 Segmente	5	52,47	9,13

Tabelle 28. Relativer Anteil einzelner Schmerzursachen bei verschiedenen Schmerzlokalisationen

Schmerzlokalisation	(1)	(2)	(3)	(4)	(5)	(6)[a]	(7)[a]	(8)[a]
Zervikothorakal	86	86	57	–	29	14		14
Thorakolumbal	53	47	13	40	60	13		20
Lumbosakral	92	23	–	8	15	8		–
Disseminiert	100	83	17	50	50	17		17

[a] Die Schmerzursachen (6), (7) und (8) bleiben wegen geringer Fallzahl unberücksichtigt (Schmerzursachen: s. Tabelle 12)

Zwischen den Parametern des MPQ I und den folgenden anamnestischen Faktoren bestand kein Zusammenhang: Alter, Geschlecht, Schulbildung, Dauer der starken Schmerzphase, Schmerzursachen, vorangegangene Operationen, Bestrahlung oder Chemotherapie, vorangegangene Analgetika- und Psychopharmakatherapie (mit Ausnahme der Hypnotika).

Zur Sichtung der Beziehung zwischen der *Schmerzlokalisation* und den *Schmerzursachen* wurde die statistische Auswertung über die prozentuale Häufigkeit einzelner Schmerzursachen bei verschiedenen Schmerzlokalisationen in Tabelle 28 zusammengefaßt.

3.2.3 Schmerztherapie

Peridurale Opiatanalgesie und Begleitmedikation. *Allgemeine Ergebnisse:* Diese Ergebnisse beziehen sich auf die 37 mit einer periduralen Opiatanalgesie behandelten Patienten.

Die peridurale Morphinapplikation erfolgte bei 35 Patienten durch einzelne Bolusinjektionen. Bei 2 Patienten verabreichten wir Morphin kontinuierlich durch eine Pumpe. Bei 6 von 35 Patienten wurde vorübergehend eine Pumpenapplikation durchgeführt. Zusätzliche Lokalanästhetika verwendeten wir bei 4 Patienten.

Bei 25 Patienten war während der Therapie eine *Dosiserhöhung* erforderlich, bei 14 bereits innerhalb der ersten 48 h.

Die durchschnittliche *maximale peridurale Tagesdosis* von Morphin betrug 24,02 mg (SD = 16,21). Die Dosisbereiche für die maximalen Tagesdosen von Morphin sind die folgenden (Abb. 14).

Die bei 6 Patienten auftretenden auf die peridurale Opiatgabe zurückzuführenden *Nebenwirkungen* sind in Tabelle 29 dargestellt.

Im Falle von Nausea und Halluzination wurde Morphin gegen Buprenorphin ausgetauscht (jeweils 1 Fall).

Bei 11 Patienten wurden neben der periduralen Opiatanalgesie auch *zusätzliche Analgetika* verabreicht: in 8 Fällen morphinartige, in 3 Fällen antipyretische Analgetika.

Die anatomische Lage der *Katheterspitze* wurde jeweils errechnet bzw. röntgenologisch kontrolliert (Abb. 15, S. 36).

Die Lage der Katheterspitze ist in Abbildung 16 verdeutlicht.

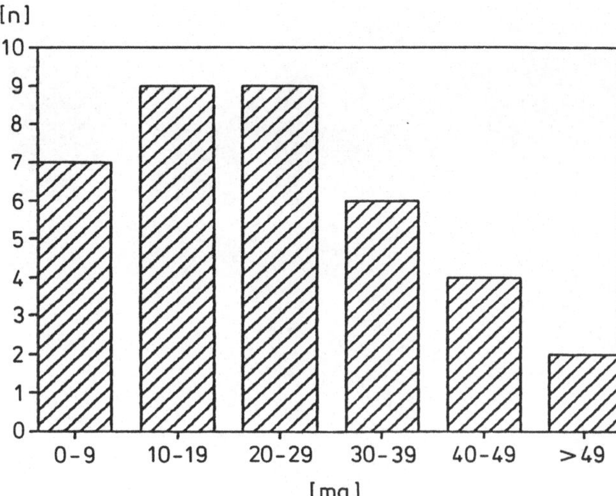

Abb. 14. Maximale peridurale Morphintagesdosen

Tabelle 29. Morphinnebenwirkungen während periduraler Opiatanalgesie

	[n]
Juckreiz	3
Harnverhalten	1
Nausea	2
Halluzinationen	1

Tabelle 30. Entfernung der Katheterspitze vom spinalen Schmerzzentrum

Entfernung in Wirbelkörpern	Patienten [n]
0– 5	26
6–10	9
10–15	2
Gesamt	37

Bei den Patienten mit *Morphinnebenwirkungen* wurde die Lage der Periduralkatheterspitze kontrolliert: In 2 Fällen lagen sie in der Höhe der 2. bzw. 3. Brustwirbelkörper, in 4 weiteren Fällen in der Höhe der Lendenwirbelkörper 1–3.

Die Distanz zwischen der Katheterspitze und dem Spinalsegment des maximalen Schmerzgebiets wurde bei allen Patienten annähernd bestimmt (Tabelle 30).

Bei 15 Patienten traten während der Behandlung insgesamt 18 *Katheterkomplikationen* auf.

Die Häufigkeit einzelner Komplikationen ist in Tabelle 31 auf Seite 37 aufgelistet.

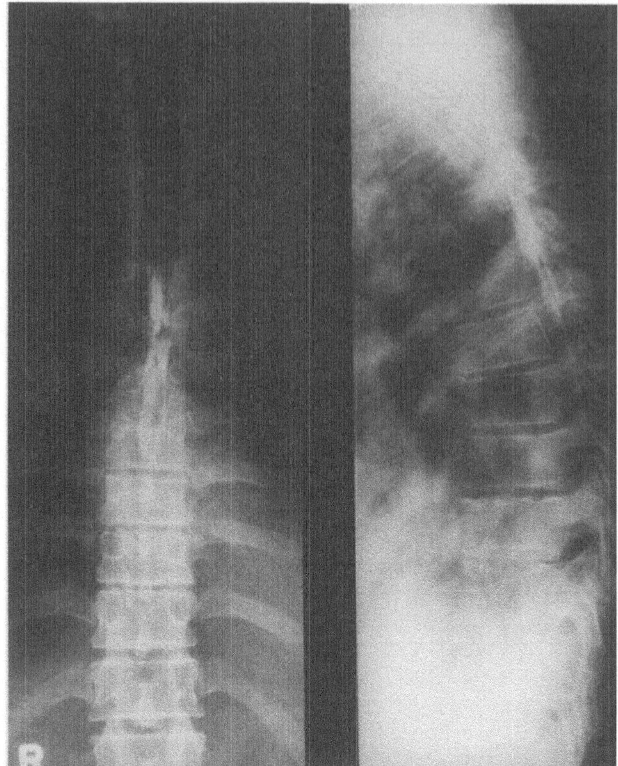

Abb. 15. Peridurographie.
Thorakaler Periduralkatheter

Wegen der obigen Komplikationen haben wir bei 7 Patienten in 10 Fällen den Katheter gewechselt.

Meningitis oder systemische Infektionen kamen nicht vor. Bei 5 Patienten trat während der periduralen Opiatanalgesie infolge pathologischer Wirbelfrakturen eine Querschnittslähmung auf.

Siebzehn der 37 Patienten konnten unter der Therapie zeitweise oder dauerhaft ambulant behandelt werden.

Die Dauer der periduralen Opiatanalgesie betrug durchschnittlich 42,3 Tage (SD = 39,4). Die kürzeste Therapiedauer betrug 2 Tage (2 Patienten), die längste 177 Tage. Bei Abschluß der Studie lebten noch 4 Patienten mit einem Periduralkatheter; 2 mit einer Therapiedauer von je 60 Tagen, eine Patientin mit 153 und eine mit 177 Tagen.

Schmerzrückgang unter periduraler Opiatanalgesie: Im folgenden werden jeweils die Daten der 30 Patienten ausgewertet, die beide McGill-Schmerzfragebogen ausgefüllt haben.

Absolute Werte einzelner MPQ-Parameter vor und während der periduralen Opiatanalgesie sind Abbildung 17 auf Seite 38 zu entnehmen (s. auch Anhang Bc).

Den prozentualen Schmerzrückgang bezogen auf einzelnen Parameter des MPQ zeigt Tabelle 32 (S. 38).

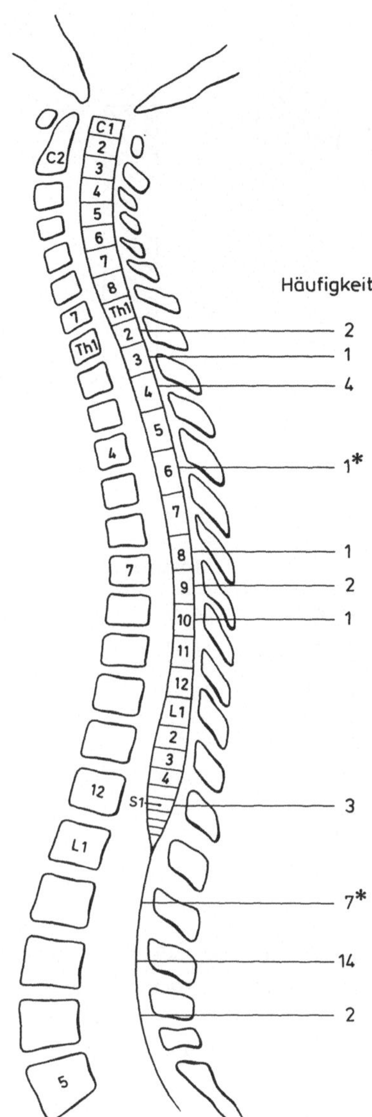

Abb. 16. Lage der Katheterspitze. Bei Patient Nr. 30 (*) lagen gleichzeitig 2 Periduralkatheter

Tabelle 31. Katheterkomplikationen

Katheterkomplikationen	Häufigkeit
Schmerzen beim Spritzen	8
Abknickung	6
Infektion der Einstichstelle	2
Tunnelbildung mit Flüssigkeitsaustritt	2

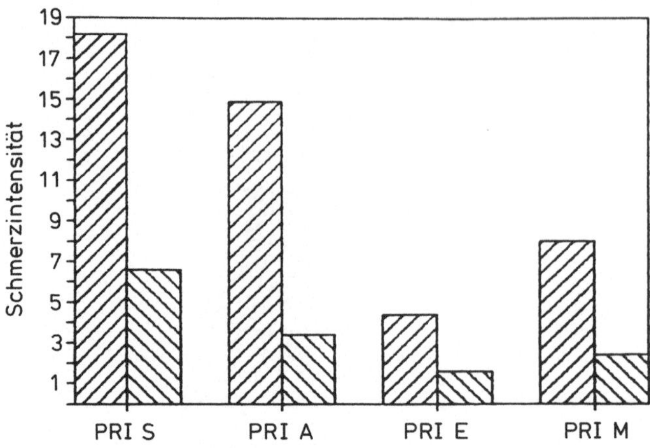

Abb. 17. MPQ-Parameter vor (▨) und während (▧) der periduralen Opiatanalgesie

Tabelle 32. Prozentualer Schmerzrückgang nach 5 Tagen PDOA

	Mittelwerte	SD
PRI S	66,64	28,35
PRI A	77,27	23,89
PRI E	63,45	36,48
PRI M	69,38	32,98
PRI T	69,77	25,35
PPI	64,39	23,77
NWC	54,16	33,91

Bei der Auswertung des prozentualen Schmerzrückgangs bei verschiedenen Schmerzlokalisationen ergab sich für jeden MPQ-Parameter ein Trend, wonach die besten therapeutischen Ergebnisse bei lumbosakralen Schmerzen zu erzielen sind. Dieser Trend soll hier anhand der PRI-T- und PPI-Werte demonstriert werden (Tabelle 33).

Bei 7 Patienten wurden Knochenmetastasen als einziger schmerzauslösender Mechanismus angenommen. Bei den übrigen 23 Patienten mußte die Kombination von 2 oder mehr Mechanismen angenommen werden.

Tabelle 33. Prozentualer Schmerzrückgang bei verschiedenen Schmerzlokalisationen ($*p < 0,05$)

	[n]	PRI T	SD	PPI	SD
Zervikothorakal	4	59,94	14,22	39,58*	12,50
Thorakolumbal	11	54,59*	27,08	61,36	18,99
Lumbosakral	10	87,64*	15,41	79,17*	21,16
Disseminiert	5	75,28	23,90	61,33	29,52

Tabelle 34 zeigt den prozentualen Schmerzrückgang bei 4 Schmerzursachen (1), 2), 3), 5)). Bei den anderen Mechanismen war kein Zusammenhang festzustellen (4) bzw. die Fallzahl war zu klein (6), 7), 8); s. auch Tabelle 12).

Die 7 Patienten, die ausschließlich unter Knochenschmerzen litten, zeigten den besten therapeutischen Effekt (Patienten Nr. 1, 4, 7, 15, 17, 18, 20; s. Tabelle 35).

Die kleine Fallzahl von Patienten ohne Knochenschmerzen (5) ermöglicht keine vergleichende Untersuchung der Wirkung verschiedener Schmerzursachen. Doch wird der verhältnismäßig geringe prozentuale Schmerzrückgang sichtbar, wenn man die Werte der 4 Patienten mit Nervenläsionen ohne Knochenschmerzen betrachtet:

$$\text{PRI T} \quad 41,66 \quad (\text{SD} = 15,62)$$
$$\text{PPI} \quad 51,67 \quad (\text{SD} = 11,06)$$

Im weiteren wurde der prozentuale Schmerzrückgang bei unterschiedlicher *Entfernung der Katheterspitze* vom spinalen Schmerzzentrum untersucht. Die Auswertung erfolgte zwischen den Gruppen mit einer Entfernung von 0–5 Segmenten (n = 22) und 6–10 Segmenten (n = 7). Bei nur einem von 30 Patienten betrug die Distanz zwischen Katheterende und Schmerzzentrum mehr als 10 Segmente.

Bei jedem MPQ-Parameter ergab sich ein deutlicher Trend für stärkere Schmerzminderung in der Gruppe der kürzeren Distanz. Der prozentuale Schmerzrückgang in beiden Gruppen ist in Tabelle 36 aufgeführt.

Anamnestische Faktoren wie Alter, Geschlecht, Krankheits- und Schmerzdauer, frühere Schmerzempfindlichkeit haben keine Wirkung auf den therapeutischen Effekt

Tabelle 34. Prozentualer Schmerzrückgang bei verschiedenen Schmerzursachen ($**p < 0,01$; $*p < 0,05$)

		[n]	PRI T	SD	PPI	SD
Knochenmetastase (1)	ohne	5	43,33**	14,04	56,33	14,16
	mit	25	75,06**	23,85	66,00	25,16
Nervenläsion (2)	ohne	16	80,55*	22,32	76,67	19,67
	mit	14	57,44*	23,48	50,36	20,39
Entzündung, Nekrose (3)	ohne	25	74,51*	24,36	67,67	23,66
	mit	5	46,05*	15,96	48,00	18,24
Kapsel- und Fasziendehnung (5)	ohne	19	77,18*	21,89	69,95	23,18
	mit	11	56,96*	26,75	56,52	23,74

Tabelle 35. Durchschnittlicher prozentualer Schmerzrückgang bei Patienten, die ausschließlich unter Knochenschmerzen litten (n = 7)

PRI S	90,57	PRI T	92,43
PRI A	96,14	PPI	78,86
PRI E	88,57	NWC	83,14
PRI M	91,43		

Tabelle 36. Prozentualer Schmerzrückgang bei verschiedenen Entfernungen der Katheterspitze von spinalem Schmerzzentrum ($*p < 0,05$)

	[n]	PRI T	SD
(1) 0– 5 Segmente	22	75,98*	22,94
(2) 6–10 Segmente	7	47,22*	21,34

ausgeübt. Der Gesamtwert von Schmerzerlebnis (PRI T) oder die Größe von gesamtsensorischen (PRI S) und gesamtaffektiven (PRI A) Werten im MPQ ermöglicht auch in unserem Patientengut keine Aussage über den zu erwartenden Effekt einer Schmerztherapie (Gitelson et al. 1981). Ebenso haben die Lokalisation des Primärtumors, vorangegangene Tumortherapien oder während der periduralen Opiatanalgesie auftretende Nebenwirkungen keinen Einfluß auf den prozentualen Schmerzrückgang.

Bestimmung des therapeutischen Effekts mittels anderer Beobachtungen: Folgende klinische Parameter wurden untersucht:

1. Die Änderungen der Begleitsymptomatik, der körperlichen Aktivität und der Nahrungsaufnahme der Patienten;
2. Die Änderungen der Schmerzcharakteristika „kurz – periodisch – stetig";
3. Zusätzlicher Analgetikabedarf während der periduralen Opiatanalgesie;
4. Klinische Korrelate der überdurchschnittlichen Morphin-Tagesdosis;
5. Lebensqualitätsänderungen.

Zu 1.: Die Änderungen der *Begleitsymptomatik* nach 5 Tagen periduraler Opiatanalgesie zeigt Abbildung 18.

Die Veränderungen, die sich nach 5tägiger periduraler Opiatanalgesie in körperlicher *Aktivität* und *Nahrungsaufnahme* der Patienten zeigten, gibt Tabelle 37 wieder.

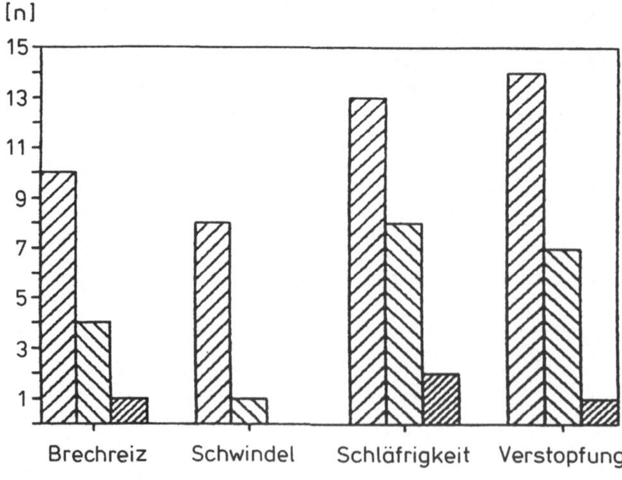

Abb. 18. Änderungen der Begleitsymptomatik während der periduralen Opiatanalgesie ⊠ vor Behandlung; ▨ nach Behandlung; ▧ neu aufgetreten

Tabelle 37. Änderungen der Aktivität und Nahrungsaufnahme der Patienten während der periduralen Opiatanalgesie

	Aktivität	Nahrungsaufnahme
Besser	13	7
Schlechter	1	1
Gleich	16	22

Zu 2.: Einundzwanzig Patienten gaben rückläufige, temporäre Schmerzcharakteristika an (Einteilung: *„kurz – periodisch – stetig"*), in 9 Fällen trat keine Änderung ein. Die Häufigkeit der rückläufigen Schmerzsymptomatik bei verschiedenen Schmerzlokalisationen demonstriert Tabelle 38.

Die Änderungen der Schmerzsymptomatik „kurz – periodisch – stetig" wurde auch in bezug auf die vermuteten *Schmerzursachen* geprüft (Tabelle 39).

Wie auch bei der Berechnung des Gesamtschmerzerlebnisses ist der Rückgang dieser Charakteristika während der periduralen Opiatanalgesie bei Knochenschmerzen bzw. bei lumbosakral lokalisierten Schmerzen am deutlichsten.

Zu 3.: Es wurde geprüft, welche Patientengruppen häufiger eine *zusätzliche Analgetika-medikation* (antipyretische und morphinartige Analgetika) benötigten (Tabellen 40 und 41).

Tabelle 38. Rückläufige Symptomatik bei verschiedenen Schmerzlokalisationen

Schmerzlokalisationen	[n]	Besserung
Zervikothorakal	4	1
Thorakolumbal	11	7
Lumbosakral	10	9
Disseminiert	5	4
Gesamt	30	21

Tabelle 39. Rückläufige Symptomatik bei verschiedenen Schmerzursachen

		[n]	Besserung [n]	[%]
Knochenmetastasen	ohne	5	3	(60)
	mit	25	18	(72)
Nervenläsion	ohne	16	13	(85)
	mit	14	8	(57)
Entzündung, Nekrose	ohne	25	18	(72)
	mit	5	3	(60)
Verschluß von Hohlorganen	ohne	22	14	(64)
	mit	8	7	(88)
Kapsel- und Fasziendehnung	ohne	19	15	(79)
	mit	11	6	(55)

Tabelle 40. Zusammenhang zwischen Schmerzdauer und zusätzlichem Analgetikabedarf. Von 11 Patienten mit zusätzlichem Analgetikabedarf hatten 10 länger als 4 Wochen starke Schmerzen

Starke Schmerzen	[n]	Zusätzliche Analgetika
>4 Wochen	26	10
<4 Wochen	11	1
Gesamt	37	11

Tabelle 41. Zusammenhang zwischen Schmerzlokalisation und zusätzlichem Analgetikabedarf

Schmerzlokalisation	[n]	Zusätzliche Analgetika
Zervikothorakal	6	1
Thorakolumbal	14	4
Lumbosakral	12	2
Disseminiert[a]	5	4
Gesamt	37	11

[a] Patient Nr. 30 mit 2 Periduralkathetern war der einzige in dieser Gruppe ohne zusätzlichen Analgetikabedarf.

Patienten mit bzw. ohne zusätzliche Analgetikabedarf unterschieden sich deutlich in der Distanz der Katheterspitze vom Schmerzzentrum (Tabelle 42).

Es fand sich kein statistischer Zusammenhang zwischen den verschiedenen Schmerzursachen und zusätzlichem Analgetikabedarf.

Zu 4.: Patienten mit einer überdurchschnittlichen periduralen *Morphintagesdosis* (>30 mg) wurden einer gesonderten Betrachtung unterzogen.

Unter den jeweiligen Schmerzursachen gab es nur bei Nervenläsionen einen klinisch bedeutsamen Unterschied (Tabelle 43).

Tabelle 42. Entfernung der Katheterspitze vom spinalen Schmerzzentrum bei Patienten mit und ohne zusätzlichem Analgetikabedarf (*$p < 0,05$)

	[n]	Entfernung in Wirbelkörpersegmenten	
Zusätzliche Analgetika	11	7,19*	(SD 4,19)
Keine zusätzliche Analgetika	26	3,45*	(SD 1,74)

Tabelle 43. Morphintageshöchstdosis bei Patienten ohne und mit Nervenläsionen (*$p < 0,05$)

		[n]	Maximale Morphintagesdosis [mg]	
Nervenläsion	ohne	18	18,37*	(SD 9,52)
	mit	19	29,05*	(SD 19,56)

Die durchschnittliche Morphintagesdosis war bei Patienten mit disseminierten Schmerzen die höchste und bei denen mit lumbosakral lokalisierten Schmerzen die niedrigste (Abb. 19).

Bei der Gruppeneinteilung nach Anzahl schmerzbetroffener Segmente ist auch der Trend für einen höheren Morphinbedarf bei ausgedehnten Schmerzen erkennbar (Tabelle 44).

Zu 5.: Bei 12 Patienten wurden die Änderungen der Lebensqualitäten mit Hilfe der sog. „Quality of Life Uniscale" und des entsprechenden Index bestimmt (Spitzer et al. 1981; Anhang D und E). Die durchschnittliche Verbesserung der Lebensqualitäten betrug 6% auf der Uniscale und 8% im Quality-of-life-Index.

Einfluß der Psychopharmakamedikation auf den therapeutischen Effekt der periduralen Opiatanalgesie: Die Indikation und Wahl einer Psychopharmakatherapie während der periduralen Opiatanalgesie erfolgte durch den jeweiligen Stations- oder Hausarzt. Bei 21 Patienten wurden ein oder gleichzeitig mehrere Psychopharmaka verabreicht. Die Häufigkeit der Verabreichung einzelner Medikamente ist Tabelle 45 zu entnehmen.

Der analgetische Effekt der periduralen Opiatanalgesie war abhängig von einer gleichzeitig durchgeführten Psychopharmakamedikation. Die totale Schmerzempfindung (PRI T) ging bei den Patienten mit periduraler Opiatanalgesie ohne Psychophar-

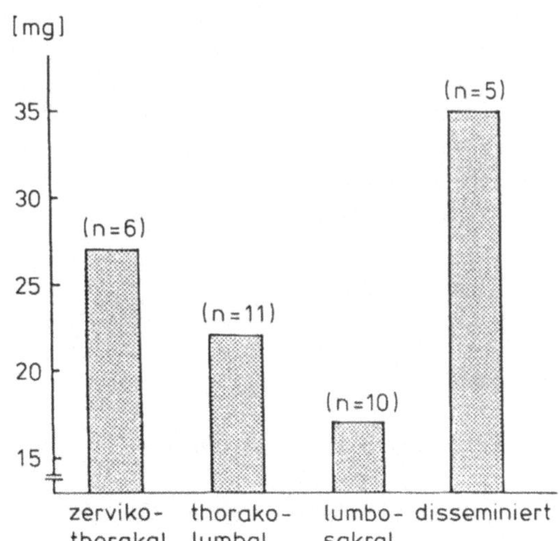

Abb. 19. Morphintageshöchstdosis bei verschiedenen Schmerzlokalisationen

Tabelle 44. Morphintageshöchstdosis bei verschiedener Schmerzausdehnung

	[n]	Maximale Morphintagesdosis
1– 5 Segmente	21	22 mg
6–10 Segmente	10	24 mg
> 10 Segmente	6	32 mg

Tabelle 45. Psychopharmakatherapie während der periduralen Opiatanalgesie

Psychopharmaka	Patienten [n]	[%]
Benzodiazepine	7	(18,9)
Butyrophenone	3	(8,1)
Phenothiazinderivate	5	(13,5)
Trizyklische Antidepressiva	3	(8,1)
Andere Sedativa	2	(5,4)
Hypnotika	9	(24,3)
Keine	16	(43,2)

Tabelle 46. Prozentualer Schmerzrückgang während der periduralen Opiatanalgesie mit und ohne Psychopharmaka (*p < 0,05)

Psychopharmaka	[n]	PRI T	SD
Nein	13	85,49*	18,74
Ja	17	57,74*	23,38

maka von einem Durchschnittswert von 45,10 (SD 14,42) auf 7,78 (SD 11,06) zurück. Bei den Patienten mit einer zusätzlichen Psychopharmakamedikation kam es nur zu einem Rückgang von 45,40 (SD 13,52) auf 18,15 (SD 11,48). Bei etwa gleichen Ausgangswerten bestand im prozentualen Schmerzrückgang ein beträchtlicher Unterschied zugunsten der reinen periduralen Opiatanalgesie (Tabelle 46).

Den gleichen Trend fanden wir beim Vergleich einzelner Psychopharmakagruppen (z. B. Benzodiazepine).

3.3 Diskussion

3.3.1 Diskussion der Methode

Schmerzanalyse. *Nonverbale Methoden:* Die nonverbalen Methoden wie die Beobachtung von paralinguistischen Vokalisationen (Weinen, Stöhnen, Seufzen) ebenso wie von nichtvokalen Ausdrucksformen (Gesichtsausdruck, Extremitätsbewegungen, Körperhaltung, autonome Aktivitäten) sind zwar klinisch relevant, aber die Möglichkeit einer objektiven Auswertung oder Quantifizierung ist dabei nicht gegeben (Craig u. Prkachin 1983).

Eine andere Möglichkeit wäre der Vergleich von pathologischen und experimentellen Schmerzen bei derselben Person. Diese Methode hat – neben ernsthaften ethischen Bedenken – unüberwindliche Schwierigkeiten: Es ist unmöglich, akute und chronische Schmerzen zu vergleichen. Weiterhin ist die Wirkung eines zweiten Schmerzreizes auf den bestehenden ersten Schmerz bisher nicht analysiert (Wallenstein 1982a).

Weitere Möglichkeiten der Schmerzmessung unter klinischen Bedingungen sind die Quantifizierung von Schmerzintensität bzw. ihre Änderung durch die Anwendung einer visuellen Analogskala oder einer numerischen Skala.

Die weitverbreitete *visuelle Analogskala* (VAS) ist relativ einfach und bietet reproduzierbare Ergebnisse. Der Patient kann mit Hilfe der Skala die Intensität seiner Schmerzen in einer numerisch quantifizierbaren Weise angeben (Scott u. Huskisson 1976; Huskisson 1983). Als wesentlicher Vorteil der VAS wird die Sprachunabhängigkeit betrachtet (Huskisson 1983), von Nachteil ist dagegen, daß nur eine Schmerzdimension – die Intensität – „gemessen" wird (Chapman et al. 1985). Weiterhin kann die Validität der VAS bei Patienten mit chronischen Schmerzen unzureichend sein (Carlsson 1983).

Die numerischen Schmerzintensitätsskalen beinhalten meist zwischen den beiden Extremen „kein Schmerz" und „stärkste vorstellbare Schmerzen" 2–3 Stufen mit steigender Intensität. Der Effekt einer Therapie auf die Schmerzintensität ist bei beiden Methoden statistisch auswertbar; die so gewonnenen Daten werden in der Literatur anerkannt (Huskisson 1983).

McGill-Schmerzfragebogen (MPQ): Es ist unumstritten, daß unter klinischen Bedingungen das persönliche Interview zur Objektivierung von Schmerzen am besten geeignet ist (Bromm 1984; Wallenstein 1984b). Der Verzicht auf Informationen, die durch die Verbalisierung von Schmerzqualitäten und -intensitäten gewonnen werden können, bedeutet eine Einschränkung, die sich im klinischen Bereich nicht rechtfertigen läßt (Lehr u. Cziske 1980).

Oft haben Patienten Schwierigkeiten, die empfundenen Schmerzen ohne Hilfe zu beschreiben (Noll 1983). Die verbalen Meßmethoden beruhen auf der Tatsache, daß der Schmerz ein multidimensionales Erlebnis ist. Das Wort Schmerz beinhaltet endlose Variationen von Qualitäten; es ist viel mehr als nur eine Sensation, die sich in der Intensität ändern kann.

Dem von Melzack (1975) entwickelten MPQ (s. Anhang Ba) folgten im englischen Sprachgebiet zahlreiche, auf demselben Prinzip aufbauende Schmerzfragebögen. In der klinischen Praxis fand der MPQ die weiteste Verbreitung (Melzack 1975; Graham et al. 1980; Nehemkis et al. 1981; Kremer et al. 1982). Melzack hat den Bogen aufgrund neuropsychologischer Schmerzerlebnisanalysen entwickelt. Um die verschiedenen Schmerzqualitäten wiederzugeben ist die somatische Schmerzanalyse ungenügend. Auch unter Einbeziehung früherer Schmerzerfahrungen, momentaner Stimmungslagen und anderer kognitiver Charakteristika ist noch kein komplettes Bild zu gewinnen. Der Schmerz hat auch eine affektive Qualität: eine entscheidende motivierende Dimension. Diese kann das klinische Bild dominieren. Der Patient wird bewußt oder unbewußt zu Aktionen gedrängt, die ihm Linderung oder Aufhebung seiner Schmerzen versprechen (Melzack 1984a, b).

Bei chronischen Schmerzpatienten besteht eine Korrelation zwischen den Werten der visuellen Analogskala (VAS) und der allgemeinen Schmerzintensität (PPI) bzw. der Intensität sensorischer Schmerzqualitäten des MPQ (Walsh u. Leber 1983). Bei vergleichenden Untersuchungen jedoch fanden Kremer et al. (1981), daß Schmerzpatienten den MPQ gegenüber der VAS und numerischen Schmerzskalen bevorzugten.

Es besteht keine Möglichkeit zur objektiven Erfassung akuter oder chronischer Schmerzen bei Patienten. Als indirekte Methode ist der MPQ zur Zeit am besten zur

Qualifizierung und Quantifizierung chronischer Schmerzen geeignet. Der MPQ ermöglicht die Erfassung der momentanen Schmerzsymptomatik und des Gesamtschmerzerlebnisses. Er ist auch zur Bestimmung des Therapieeffekts gut geeignet. Die schnelle Durchführbarkeit, die gute Patientenakzeptanz, die differenzierten Informationen über die verschiedenen Schmerzqualitäten, die Verwendbarkeit bei verschiedenen Schmerzursachen, die Beständigkeit in der Wortwahl und die Reproduzierbarkeit der Ergebnisse macht den MPQ in Klinik und Forschung den eindimensionalen Schmerzfragebögen weit überlegen.

Der MPQ wurde in den letzten Jahren bei verschiedenartigen Schmerzen zur verbalen Charakterisierung der Symptomatik und zu Vergleichstudien bei therapeutischen Maßnahmen benutzt. Das Prinzip seines Aufbaus ist auch auf andere Sprachen übertragbar. Neben nicht publizierten schwedischen, kanadisch-französischen (zit. nach Lahuerta et al. 1982) und einer ungarischen Version (Kiss Tassonyi, 1984, The McGill Pain Questionnaire – magyar valtozat, unveröffentlicht) entstand eine spanische (Lahuerta et al. 1982) und italienische Adaptation (Maiani u. Sanavio 1985). Die Verfasser der finnischen Version haben die bei der Übersetzung auftauchenden sprachlichen Probleme so gelöst, daß sie den Aufbau des Bogens geändert haben, was allerdings einen internationalen Vergleich erschwert (Ketovuori u. Pöntinen 1981). Eine inkomplette deutsche Übersetzung stammt von Lehr u. Cziske (1980).

Kritische Auswertung und Qualitätskontrolle des deutschsprachigen McGill-Schmerzfragebogens: In der Beurteilung der Schmerzen hatten wir bei diesem Patientengut spezielle Schwierigkeiten. Während der Ausfüllung des ersten McGill-Schmerzfragebogens litten die Patienten teilweise unter stärksten Schmerzen. Trotzdem haben wir vermieden, das Ausfüllen des Bogens erst nach erfolgter Schmerztherapie zu unternehmen. Die Erinnerungen an frühere Schmerzen sind oft unzuverlässig; nach einer Untersuchung (Linton u. Melin 1982) wird die Intensität nachträglich höher angegeben.

Nach dem Abschluß unserer Untersuchungen haben wir die Qualitäten des ins Deutsche übertragenen MPQ bezüglich der Beständigkeit in der Wort- und Untergruppenwahl bei Karzinomschmerzen geprüft (s. S. 21).

Über 90% der im 2. MPQ gewählten Untergruppen wurden von den jeweiligen Patienten bereits im 1. Bogen gewählt, und zwar entweder dasselbe Wort oder ein anderes Wort der Untergruppe mit höherer Intensität. Dieses Ergebnis ist vergleichbar mit dem von Graham et al. (1980); dort wurden bei 4 aufeinanderfolgenden Bögen in 66–80% der Fälle dieselben Untergruppen gewählt.

In 11% der Fälle wählten unsere Patienten im 2. Bogen neue Untergruppen aus. Dies könnte durch die Fehlermöglichkeiten des MPQ aber auch durch die während der Therapie neu auftretenden Schmerzen, die durch die peridurale Opiatanalgesie nicht zu blockieren waren, verursacht sein.

Zusammenfassend können wir feststellen, daß die Übertragung des von Melzack entworfenen verbalen Schmerzfragebogens ins Deutsche sich in der klinischen Erprobung bewährt hat. Die mit dem ursprünglichen englischsprachigen MPQ mit vergleichbarem Patientengut erhobenen Ergebnisse (Melzack 1975; Graham et al. 1980) zeigen mit den hier vorliegenden Übereinstimmung (s. 3.3.2). Die Beibehaltung des originalen Aufbaus des MPQ ist notwendig. Dadurch können – trotz sprachlicher und kultureller Unterschiede – vergleichende internationale Untersuchungen durchgeführt werden (Maiani u. Sanavio 1985).

Lebensqualität: Als klinisch wenig informativ erwies sich der von Spitzer et al. (1981) vorgeschlagene „Quality of life Uniscale and Index". Die meisten geringfügigen und nicht charakteristischen Änderungen der Lebensqualitäten entsprachen nicht unseren klinischen Erhebungen. In unserem Patientengut dominierte die durch diese Skala wenig erfaßbare Schmerzsymptomatik. So kommt diese Methode nur bei Patienten in einer frühen Phase der Karzinomkrankheit diagnostisch in Frage.

Schmerztherapie – peridurale Opiatanalgesie. *Theoretische Grundlagen:* Die theoretischen Grundlagen der Opiatanalgesie wurde durch die Entdeckung von Opiatrezeptoren im zentralen Nervensystem gelegt. Opiatrezeptoren wurden auch in der Substantia gelatinosa des Rückenmarks nachgewiesen. Es wurden bald auch die diesen Rezeptoren zuzuordnenden endogenen Substanzen (Endorphine und Enkephalin) identifiziert.

Im Anschluß an den Nachweis, daß intrathekal applizierte Opiate bei Ratten eine segmentale, direkt spinale Analgesie hervorrufen (Yaksh u. Rudy 1976, 1977), erfolgten bald die ersten Untersuchungen über die analgetische Wirkung von intrathekal (Wang et al. 1979) und peridural (Behar et al. 1979) applizierten Opiaten bei Patienten.

Durch klinisch-experimentelle Untersuchungen und durch klinische Erfahrungen lassen sich folgende Charakteristika der periduralen Opiatapplikation feststellen:

- Es entsteht eine segmentale Analgesie (Bromage et al. 1980; Asari et al. 1981; Horan et al. 1985);
- je nach Lipoidlöslichkeit der Opiate ist eine langsame rostrale Ausbreitung der Analgesie zu beobachten (Bromage et al. 1982a, b; Horan et al. 1985);
- die peridural benötigte Dosis beträgt etwa 20–30% der systemischen Dosis bei auf ein Mehrfaches verlängerter Wirkungsdauer und geringeren Nebenwirkungen;
- außer der Nozizeption sind andere sensorische Qualitäten sowie motorische und vegetative Funktionen nicht beeinträchtigt (Bromage et al. 1980);
- die Nebenwirkungen sind mit intravenösem Naloxon aufhebbar.

Medikamente: Die meisten Erfahrungen bestehen bei der periduralen Opiatgabe mit *Morphin.* Durch seine Hydrophilie ist die Durapenetration langsam; es verweilt im Liquor cerebrospinalis länger, dadurch wird die kraniale Ausbreitung deutlicher. Es diffundiert langsam in den Hinterhornbereich, bleibt dort auch lange gebunden; entsprechend ist der Wirkungseintritt verzögert, die Wirkungsdauer lang. Von den stärker lipophilen Opiaten – Fentanyl, Pethidin, Buprenorphin – haben die ersten beiden einen schnelleren Wirkungseintritt und kürzere Wirkungsdauer (Bromage 1981). Das Buprenorphin, ein gemischter Agonist/Antagonist, besitzt bei peridraler Gabe ähnliche analgetische Wirkung wie Morphin (Zenz 1984b), wobei die erforderliche Dosis etwa der systemischen Dosis entspricht.

Nebenwirkungen und Komplikationen: Die bei Karzinompatienten während der periduralen Opiatanalgesie auftretenden zentralen Nebenwirkungen sind: Harnverhaltung, Brechreiz, Erbrechen, Dysphorie, Somnolenz und Juckreiz.

Die Atemdepression als bekannte und gefürchtete zentrale Komplikation der periduralen Opiatanalgesie kommt (im Gegensatz zu postoperativen und posttraumatischen Fällen) bei Patienten mit chronischen Karzinomschmerzen praktisch nie vor (Cousins u. Mather 1984; Zenz 1984b). Diese Beobachtung korreliert mit einem Befund von Walsh (1984), demzufolge es nach bedarfsadaptierter oraler hochdosierter Morphingabe bei Karzinompatienten nie zur Atemdepression kommt. Als Erklärung wird angenommen, daß der Schmerz ein gewaltiger Stimulator des Atmungszentrums ist (Zenz 1984b). Dies wird durch die klinische Beobachtung unterstützt, wonach chronische Schmerzpatienten kontinuierlich hyperventilieren (Glynn et al. 1981).

Bei Probandenversuchen waren in allen Fällen eine oder mehrere der genannten Nebenwirkungen zu beobachten (Bromage et al. 1982a). Die Häufigkeit von Nebenwirkungen ist bei postoperativen Fällen geringer (Rawal et al. 1981; Gustafsson et al. 1982; Zenz et al. 1983; Stenseth et al. 1985). Bei Karzinompatienten sind Nebenwirkungen noch seltener. Meistens bilden sie sich ohne spezielle Therapie zurück (Crawford et al. 1983; Zenz 1984b); s. auch Tabelle 29).

Theoretisch besteht die Möglichkeit von zentralen Nebenwirkungen eher bei thorakaler als bei lumbaler Opiatapplikation (Zenz 1984b). Der Weg der Opiate zu zentralen Rezeptoren ist bei thorakaler Gabe kürzer. Eine Zunahme der Häufigkeit von Nebenwirkungen wäre daher theoretisch verständlich, konnte aber bei unseren Patienten nicht bestätigt werden.

Katheterkomplikationen stellen bei langzeitiger periduraler Opiatanalgesie ein nicht seltenes Problem dar. Bei diesen Patienten wird schon primär ein höheres Risiko durch die lange Liegedauer des Katheters einkalkuliert. Die häufigste Komplikation bei unseren Patienten war das Auftreten von Schmerzen während der Opiatapplikation. Diese meist radikulären Schmerzen verschwanden in der Regel nach Zurückziehen des Katheters um 1–2 cm oder durch zusätzliche Lokalanästhetikumgabe. Falls diese Manöver unwirksam sind, muß der Katheter gewechselt werden.

Überraschenderweise sind allgemeine septische Komplikationen bei diesen geschwächten Patienten selten. Wir haben bisher keinen solchen Fall erlebt. Zenz (1984b) beschreibt bei einem größeren Krankenkollektiv nur 2 Fälle, wobei ein Patient nach Beherrschen der Infektion erneut einen Periduralkatheter erhalten konnte.

3.3.2 Diskussion der Ergebnisse

Klinisch-pathologische Charakteristika der Karzinomschmerzen: Patienten im Endstadium eines Tumorleidens fühlen sich oft von Ärzten und Familie verlassen. Ihre Pflegebedürftigkeit und ihre Schutzlosigkeit gegenüber der ständig erlebten Schmerzsymptomatik verhindert häufig eine häusliche Pflege. Sie werden so zu stillen Stationsbewohnern fast sämtlicher Fachrichtungen. Selbst die stationäre Pflege garantiert ihnen nicht unbedingt eine adäquate Schmerzbehandlung.

Sämtliche Patienten gelangten in diese Studie nach Ausschöpfung kausaler Therapiemöglichkeiten. Die rapide, unaufhaltsame Progression der malignen Erkrankungen wurde durch die Tatsache augenfällig, daß bei etwa der Hälfte der Patienten noch kein Jahr seit der Diagnosestellung vergangen war. Dennoch hatten diese Patienten einen langen Leidensweg hinter sich. Schmerzen gehören bei vielen Tumorpatienten zur Frühsymptomatik. Bonica (1984) hat aufgrund eigener und anderer epidemiologischer Untersuchungen (Daut u. Cleeland 1982) darauf hingewiesen, daß der Schmerz entgegen der allgemeinen Annahme sehr häufig ein Frühsymptom der Karzinomkrankheit ist; er war bei 40–70% von Patienten mit verschiedenen malignen Tumoren bereits bei der Diagnosestellung vorhanden.

Ein Charakteristikum der Karzinomschmerzen ist, daß die Heftigkeit der Schmerzen mit dem Fortschreiten der Krankheit ständig zunimmt. Die Wirksamkeit einzelner Analgetika läßt während der Therapie nach. Anstelle von Opiatgabe und deren Dosiserhöhung wird die Therapie oft durch reichliche *Psychopharmakamedikation* ergänzt. Alle 41 Patienten hatten vor Studieneintritt mehrere Analgetika und ein oder gleichzeitig mehrere Psychopharmaka zu sich genommen. Am häufigsten wurden Hypnotika verschrieben. Vergleicht man die Durchschnittswerte des Gesamtschmerzerlebnisses (PRI T) bei den Patienten ohne und mit Hypnotika, ergibt sich ein deutlich höherer Schmerzwert für Patienten unter Hypnotikatherapie (Tabelle 25). Die Ursache liegt wahrscheinlich nicht in einer „antianalgetischen Wirkung" von Hypnotika. Vielmehr ist dies ein Hinweis darauf, daß bei unzureichender Analgetikatherapie versucht wird, den inkompletten Effekt statt mit einer Dosiserhöhung des Analgetikums durch Psychopharmaka zu verbessern.

Patienten mit chronischen Schmerzen werden häufig intolerant gegenüber zusätzlichen akuten Schmerzen (Sternbach 1984). Dieses Phänomen haben wir bei unseren Patienten oft beobachtet. Einige Patienten haben auf kleine Reize (Venenkanülierung oder Entfernung eines Pflasters) heftig reagiert. Die Ursache könnte auf die verminderten Endorphinreserven von chronischen Schmerzpatienten zurückgeführt werden (Almay et al. 1978; Puig et al. 1982).

Die linksseitige Dominanz der *Schmerzlateralisation* konnte auch bei unseren Patienten nachgewiesen werden. Bekanntlich werden psychogene, aber auch organische Schmerzen häufiger auf der linken als auf der rechten Seite lokalisiert (Agnew u. Merskey 1976; Merskey u. Watson 1979; Wolff 1984; De Benedettis u. De Gonda 1985). Es gibt anderseits Untersuchungen, die die Lateralisation von Schmerzen bezweifeln (Hall et al. 1981; Hall u. Clarke 1982; Campbell et al. 1985). Als eine Erklärung der Schmerzlateralisation könnte herangezogen werden, daß die nichtdominante rechte Hemisphäre eher für nonverbale, abstrakte, spatiotemporale Erlebnisse zuständig ist (Popper u. Eccles 1977; Blakeslee 1980), worunter auch das chronische Schmerzphänomen fallen könnte.

Gelegentlich wird eine tageszeitabhängige *Änderung der Schmerzintensität* in der Literatur diskutiert. Aufgrund diesbezüglicher Erfahrungen bei experimentellen Schmerzen haben Folkhard et al. (1976) die zirkadianen Schmerzintensitätsänderungen bei Patienten mit unerträglichen Schmerzen (einschließlich Karzinomschmerzen) untersucht. Sie fanden, daß die Intensität während des Tages zunimmt, mit Maximalwerten am späten Abend. In einer anderen Studie wiesen von 42 Patienten mit unerträglichen Schmerzen bei einem Prostatakarzinom 8 tägliche zyklische Schmerzintensitätsänderungen auf (Pollen u. Schmidt 1979). Von unseren 41 Patienten gaben 9 regelmäßige tägliche Schmerzintensitätsänderungen an. Durchschnittlich ergab sich eine deutliche Schmerzsteigerung am Abend und in der Nacht. Als Ursache wurden Variationen des regionalen Blutflusses und der Prostaglandinausschüttung diskutiert (Pollen u. Schmidt 1979).

Schlafstörungen sind eines der häufigsten Begleitsymptome bei Patienten mit chronischen Karzinomschmerzen (Daut u. Cleeland 1982; Mount 1984; Sternbach 1984). Der kausale Zusammenhang mit den Schmerzen ist unbestreitbar (Twycross u. Fairfield 1982). Alle unsere Patienten litten an Schlafstörungen, 4/5 von ihnen wurden regelmäßig in der Nacht von Schmerzen geweckt. Auch nach erfolgreicher Schmerztherapie sahen wir oft das Fortbestehen von Schlafstörungen, die dann allerdings gut auf Durchschlafmittel ansprachen.

Die Mehrheit der Patienten hatte vor Studieneintritt eine spezielle, meist kombinierte *Antitumortherapie* (Operation, Bestrahlung, Chemotherapie) erhalten. Fünf Patienten, die wegen der primär schlechten Prognose keine kausale Therapie erhalten hatten, wählten zur Schmerzbeschreibung andere Ausdrücke als die übrigen Patienten. Diese 5 Patienten haben auf den Ausdruck „Unwohlsein verursachend" ganz verzichtet. Der Kontrast in den Angaben zwischen beiden Gruppen ist so groß, daß in diesem Fall der Ausdruck „Unwohlsein verursachend" als Folge von Röntgen- und Chemotherapie aufgefaßt werden kann. Gegenüber den anderen bevorzugten diese 5 Patienten Adjektive wie „bedrohend" oder „grausam", wobei es möglich ist, daß sie bewußt oder unbewußt auf das unausweichliche Ende hingewiesen haben.

Die *Schmerzlokalisation* wurde in erster Linie nach den subjektiven Patientenangaben erhoben. Die in einer Lokalisation erfaßten Schmerzen hatten in der Mehrzahl der Fälle mehrere Ursachen (Tabelle 28). Bei 5 Patienten waren die Schmerzen infolge ausgeprägter Metastasierung über mehrere Regionen disseminiert. Diese Patienten hatten rechnerisch erwartungsgemäß ein um etwa 30% stärkeres Gesamtschmerzerlebnis als die anderen (Abb. 13).

Die *Ursachen* der Karzinomschmerzen sind nach Bonica (1981, 1984) folgende:

- tumoröse Knocheninfiltration,
- Nervenläsion,
- Entzündung und Nekrose,
- Obstruktion von Hohlorganen,
- Kapsel- und Fasziendehnung,
- Gefäßinfiltration und -okklusion,
- Therapiefolgen.

Aus Statistiken geht hervor, daß die weitaus häufigste Ursache von Karzinomschmerzen der metastatische *Knochentumor* ist (Foley 1979; Twycross u. Fairfield 1982; Baines u. Kirkham 1984; Bonica 1984; Hartenstein u. Wilmans 1984). Starke, ossär lokalisierte Schmerzen bei Karzinompatienten sprechen, auch bei negativen radiologischen Befund, für eine Knochenmetastase. Jeder in diesem Gebiet tätige Mediziner kennt mehrere Fälle, bei denen ein positiver Röntgenbefund erst nach länger bestehenden Schmerzen ermittelt werden konnte.

Die für die Schmerzen verantwortlichen neuralen Strukturen befinden sich im Periost. Es wird angenommen daß, auch im Knochen und im Knochenmark, entlang der Gefäße Nozizeptoren vorhanden sind (Bonica 1953; Hill 1984).

Durch Tumorwachstum werden im Knochen Prostaglandine freigesetzt (Editorial 1976), die Knochenresorption und Sensibilisierung von Nervenendigungen hervorrufen; letztere führen zu schmerzhaften Reizen (Baines u. Kirkham 1984). Sekundär zum Knochenbefall, besonders im Falle von pathologischen Frakturen, werden die Nozizeptoren auch in den benachbarten Strukturen (Muskeln, Gelenke, Nerven) sensibilisiert und führen zur Steigerung der Schmerzsymptomatik (Hartenstein u. Wilmann 1984).

Auch bei unserem Patientengut bildeten Knochenmetastasen die häufigste Schmerzursache.

Die Annahme, daß ossäre Schmerzen nicht stärker als andere Karzinomschmerzen sind (Oster et al. 1978), können wir unsererseits bestätigen. Es ließ sich auch kein bevorzugtes Wort und keine Untergruppe im Schmerzfragebogen finden, die für die Knochenschmerzen spezifisch wären.

Besonders in bezug auf Knochenmetastasen bleibt es eine faszinierende Frage, warum etwa 30–40% der Patienten mit nachgewiesenen tumorösen Läsionen keine Schmerzen haben (Front et al. 1979; Pollen u. Schmidt 1979; Spiegel u. Bloom 1983). Dabei unterscheidet sich der Obduktionsbefund im allgemeinen nicht wesentlich zwischen Patienten mit und ohne starke Schmerzen (Turnbull 1979). Auch unsere Patienten, mit unerträglichen Schmerzen, hatten oft erheblich große, unempfindliche Knochenmetastasen außerhalb des Schmerzgebiets. Knochenschmerzen waren häufiger, wenn der tumorbefallene Knochen mechanisch belastet war (Becken, Hüfte, lumbale Wirbelkörper).

Es gibt bis heute keine Erklärung dafür, warum einige tumoröse Läsionen stärkste Schmerzen verursachen und andere unbemerkt bleiben und warum einige Patienten mit ähnlich ausgeprägter Tumorkrankheit unter Schmerzen leiden und andere nicht. Plausibel ist, neben pathologisch-anatomischen und psychischen auch nach biochemischen Ursachen wie Freisetzung von Prostaglandinen und anderen Verbindungen zu suchen.

Tumorbedingte Nervenläsionen: Durch Tumorwachstum im Spinalkanal kommt es oft zu einer radikulären Symptomatik; diese kann durch eine Nervenkompression im Wurzelbereich oder durch eine direkte Tumorinfiltration ausgelöst werden (Berger u. Gerstenbrand 1984). Bei ausgedehnter Karzinomkrankheit ist der auslösende Faktor meist eine Wirbelmetastase. Bei 5 von unseren 41 Patienten kam es in der Endphase der Krankheit zu einer Querschnittslähmung. Dies bereitete bei liegendem Periduralkatheter ein differentialdiagnostisches Problem; doch konnte im späteren Verlauf ein entzündlicher Prozeß in jedem Fall ausgeschlossen werden.

Tumoräse Läsionen im Plexusbereich oder im Bereich peripherer Nerven führen im Versorgungsgebiet zu Schmerzen. Diese Tatsache erschwert die klinische Diagnose besonders bei Patienten mit multikausaler Schmerzsymptomatik.

Als Ursache von Nervenschmerzen wird angenommen, daß es durch die konstante Stimulation der Nozizeptoren und Schädigung der Axone und Nervenmembranen zu einer enorm gesteigerten Sensitivität auf Noradrenalin und auf Druck kommt (Bonica 1981).

Einen klinisch-pathologischen Nachweis von Schmerzen, die durch tumoröse Nerveninfiltration verursacht werden, haben Carter et al. (1982) erbracht. Bei Patienten mit Plattenepithelkarzinomen, die von intraoralen und ösophagealen Strukturen ausgingen, konnte zwischen der klinischen Symptomatik (Dysphagie, Schmerz) und der perineuralen Tumorinfiltration in dem entsprechenden Gebiet ein Zusammenhang gefunden werden.

In unserer Studie konnte bei etwa der Hälfte der Patienten aufgrund der Schmerzlokalisation und -symptomatik eine tumoröse Nervenläsion angenommen werden. Die Nervenschmerzen traten oft gleichzeitig mit Knochenschmerzen auf (Tabelle 13).

Bei einigen Patienten mit tumorösen Plexusschädigungen entwickelte sich eine die Schmerzsymptomatik verstärkende Kausalgie. Diese hat ihre Ursache in Nervenregulationsstörungen bzw. obstruierenden Gefäßprozessen und gehört zum Symptomkomplex der Reflexdystrophien (Bonica 1981; Zimmermann 1981). So klagten Patienten mit Bronchus- oder Mammakarzinom häufig über starke brennende Schmerzen im Schulter- und Armbereich bei bestehenden Armödemen und trophischen Hautveränderungen. Durch gezielte Sympathikusblockaden kann in diesen Fällen eine deutliche Besserung der Symptomatik erreicht werden.

Das Auftreten eines paraneoplastischen Syndroms in Form einer Polyneuropathie ist keine Seltenheit (Berger u. Gerstenbrand 1984). Dabei ist eine tumoröse Nerveninfiltration meist nicht nachweisbar. Bei Patient Nr. 8 war eine Polyneuropathie als Begleiterscheinung eines malignen Thymoms aufgetreten, die zu stärksten wechselnden und schwer beherrschbaren Schmerzen führte.

Weitere schmerzauslösende Faktoren in der Endphase einer Karzinomkrankheit können oft eher vermutet als nachgewiesen werden.

Nekrosen und *Entzündungen* besonders im Schleimhautbereich sind häufige Nebenerscheinungen einer Karzinomkrankheit. Eine Entzündung setzt die Reizschwelle der Nozizeptoren herab; dadurch können sonst mild empfundene Reize zu unerträglichen Schmerzen führen (Bonica 1981).

Der partielle oder komplette *Verschluß von Hohlorganen* und duktalen Systemen führt v. a. zu kolikartigen Schmerzen mit eher akutem als chronischem Charakter.

Eine Tumorinfiltration von parenchymatösen Organen ist in der Regel nicht mit Schmerzen verbunden. Eine Ausnahme bildet das Pankreaskarzinom, bei dem es durch die Zelldestruktion zur Enzymfreisetzung kommt, die ihrerseits zu Nekrosen und zur Freisetzung weiterer schmerzauslösender Verbindungen führt (Hartenstein u. Wilmans 1984).

Die tumorbedingte Volumenzunahme bei parenchymatösen Organen (Leber, Nieren) führt dagegen durch *Dehnung der Organkapsel* zu starken Schmerzen.

Ebenfalls durch *Fasziendehung* (wie z. B. an Extremitäten) entstehen stärkste, teilweise auch scharfe, lokalisierte somatische Schmerzen.

Besonders ausgeprägt haben wir diesen Vorgang bei Patient Nr. 12 beobachtet, der an einem seinen ganzen Oberschenkel infiltrierenden Osteosarkom litt. Die Extremität war deutlich geschwollen. Neben den Dehnungsschmerzen von Periost und Faszien haben mit Sicherheit auch die begleitenden Knochen- und Nervenschmerzen bei der extrem starken Schmerzsymptomatik mitgewirkt. In der Tat hat dieser disziplinierte junge Mann einen der höchsten Gesamtschmerzwerte (PRI T) angegeben.

Schmerzen als *Bestrahlungsfolgen* sind bei maligner Erkrankung meist Vermutungs- oder Ausschlußdiagnosen. Bei längerer Krankheitsdauer werden die nach einer Bestrahlung auftretenden Schmerzen im Plexusbereich oft als Folge einer Strahlenfibrose interpretiert. Vor einer solchen Diagnosestellung sollte überlegt werden, daß die Entwicklung einer Strahlenfibrose wenigstens 6 Monate dauert (Foley 1979).

Postoperative Schmerzen können oft ein Teil von Karzinomschmerzen sein. Häufig ist das der Fall nach operativen Eingriffen im Thoraxbereich. Auch eine Laparotomie kann die bestehenden Karzinomschmerzen erheblich verstärken. Das war der Fall bei Patientin Nr. 24. Sie litt an einem Zervixkarzinom, das zu einem abdominellen Tumorkonglomerat führte. Dieses verursachte ihr starke Schmerzen, die mit systemischem Buprenorphin gut therapierbar waren. Für eine explorative Laparotomie haben wir perioperativ einen Periduralkatheter gelegt. Nach operativer Inspektion waren in den folgenden Tagen stärkste Schmerzen aufgetreten. Über 2 Wochen erfolgte eine peridurale Opiatanalgesie, bis die – äußerst kooperative – Patientin die Entfernung des Katheters verlangte; sie kam über das nächste Jahr mit Buprenorphin als einzigem Analgetikum zurecht. Präfinal waren die Schmerzen durch das Tumorwachstum unerträglich geworden. Daraufhin legten wir erneut einen Periduralkatheter. Damit konnte bis zu ihrem Tode (zwei Monate später) eine ausreichende Analgesie erreicht werden.

Weitere im Terminalstadium schwer diagnostizierbare schmerzauslösende Mechanismen sind z. B. die durch tumorösen Arterienverschluß ausgelöste Ischämie im Abdominal- oder Extremitätenbereich und die durch Chemotherapie ausgelöste Schmerzsymptomatik (periphere Neuropathie, Pseudorheumatismus, aseptische Knochennekrose; Foley 1979; Bonica 1981). Im Gegensatz zu früheren Phasen der Karzinomkrankheit bestand in unserem Patientengut keine Möglichkeit mehr, diese Therapiefolgen zu differenzieren.

Analyse des chronischen Schmerzsyndroms mit Hilfe des McGill-Schmerzfragebogens bei Karzinompatienten: Zur Erfassung von Karzinomschmerzen wurde in dieser Studie der ins Deutsche übertragene McGill Pain Questionnaire (MPQ) verwendet (Kiss et al., im Druck). Die Brauchbarkeit der deutschen Variante wurde bei unseren Untersuchungen zur Therapie von Karzinomschmerzen sichtbar. Bereits bei unseren Voruntersuchungen konnten wir mehrere der von Melzack (1975) beschriebenen Vorteile bestätigen, insbesondere die gute Patientenakzeptanz und die Beständigkeit in der Wahl der Untergruppen.

Melzack (1975) beschreibt, daß Patienten mit unterschiedlichen Schmerzursachen eine für die Schmerzen charakteristische Wahl von Untergruppen und Wörtern treffen. Diese Tatsache wurde bezüglich Karzinomschmerzen auch von anderen Autoren bestätigt (Graham et al. 1980; Nehemkis et al. 1981; Walsh u. Leber 1983).

Tabelle 47. McGill Pain Questionnaire. Vergleich der Wortwahl englisch- und deutschsprachiger Karzinompatienten

	Melzack (1977)[a] (n = 16)			Kiss (1985)[b] (n = 37)		
	Wortwahl	Untergruppe		Wortwahl	Untergruppe	
		[n]	[%]		[n]	[%]
Sensorisch:	„shooting"	2	(50)	einschießend	2	(35)
	„sharp"	4	(50)	stechend	3	(46)
	„gnawing"	5	(50)	ziehend	6	(32)
	„burning"	7	(50)			
	„heavy"	9	(50)			
Affektiv:	„exhausting"	11	(50)	erschöpfend	11	(70)
				demoralisierend	15	(62)
Bewertend:	„unbearable"	16	(50)	unerträglich	16	(57)
Gemischt:				ausstrahlend	17	(41)

[a] Unveröffentlichte Arbeit.
[b] Daten für dieses Buch.

Es wurde geprüft, wie weit unsere Ergebnisse mit den englischsprachigen MPQ-Resultaten vergleichbar waren. Melzack (1975) und Graham et al. (1980) haben eine ähnliche Analyse bei Karzinompatienten durchgeführt. Bei einem Vergleich fanden Graham et al. (1980), daß über ⅓ der Patienten dieselben Wörter oder Wörter der gleichen Untergruppe ausgesucht hatten wie die Patienten von Melzack (1975). Der Vergleich zwischen unseren und Melzacks Ergebnissen ergab bezüglich der Wortwahl eine große Übereinstimmung (Tabelle 47).

Etwa ⅓ der Patienten haben in dem ins Deutsche übertragene MPQ die von englischsprachigen Patienten benutzten sensorischen Wörter ausgewählt. Bei den affektiven und bewertenden Schmerzqualitäten war die Ähnlichkeit in der Wortwahl zwischen beiden Patientenkollektiven verblüffend; die beiden häufigsten Wörter waren „erschöpfend" und „unerträglich".

Der Gesamtwert der sensorischen und bewertenden Qualitäten war bei den 3 Patientengruppen weitgehend ähnlich. Daß in unserem Kollektiv das Gesamtschmerzerlebnis (PRI T) fast 2mal so groß war wie bei den anderen beiden Gruppen, lag an dem hohen Wert der affektiven und der – teilweise affektiv bedingten – gemischten Schmerzqualitäten (Tabelle 48).

Diese Differenzierung ist durch eine eindimensionale Schmerzskala nicht zum Ausdruck zu bringen. Wie auch hier verhält sich die Gesamtschmerzintensität (PRI) etwa proportional zu dem Wert des Gesamtschmerzerlebnisses (PRI T) (Tabelle 48). So ermöglicht der multidimensionale MPQ gegenüber eindimensionalen Intensitätsskalen eine verfeinerte Aussage über Änderungen einzelner Schmerzqualitäten innerhalb des Gesamtschmerzerlebnisses.

Die Erklärung für die Unterschiede in PRI T ergibt sich aus einem Vergleich der Schmerzanamnesen der Patienten der amerikanischen Gruppen und mit denjenigen unserer Gruppe. Die Patienten beider amerikanischer Gruppen befanden sich in der intermediären Phase der Krankheit. Unsere Patienten waren bereits im Endstadium des Tumorleidens, ihr Hauptproblem war die Schmerzsymptomatik. Diese psychisch schwer belasteten Patienten wählten praktische alle dem entsprechende Wörter wie „erschöpfend" oder „demoralisierend". Es ist nicht die Schmerzintensität an sich, son-

Tabelle 48. McGill Pain Questionnaire. Vergleich der MPQ-Werte bei englisch- und deutschsprachigen Patientenkollektiven

	Dubuisson u. Melzack (1976) (n = 8)		Graham et al. (1980) (n = 36)		Kiss (1985) (n = 37)	
		SD		SD		SD
PRI S	17,3	(6,6)	15,6	(7,9)	17,3	(7,1)
PRI A	2,3	(2,1)	3,7	(3,1)	14,1	(5,3)
PRI E	4,1	(1,2)	3,2	(1,4)	4,3	(1,1)
PRI M	2,3	(5,0)	5,3	(3,7)	8,5	(3,6)
PRI T	26,0	(10,0)	27,8	(13,9)	44,3	(14,2)
PPI	2,8	(1,2)	2,0	(1,0)	4,0	(0,7)
NWC	8,8	(3,2)	11,2	(5,3)	13,8	(3,9)

dern die psychische Komponente, die das Gesamtschmerzerlebnis dieser Patienten so steigert.

Dieser Befund unterstützt die Hypothese von Melzack u. Dennis (1980), wonach das chronische Schmerzsyndrom ein Ergebnis phylo- und ontogenetischer Entwicklung ist. Bei Tieren konnte bisher ein dem humanen entsprechendes chronisches Schmerzsyndrom nicht beobachtet bzw. entwickelt werden (s. 2.3).

Weiterhin wird generell behauptet, daß Säuglingen und Kleinkinder im Vergleich zu Erwachsenen weniger schmerzempfindlich sind. Diese Hypothese konnte bei akuten Schmerzen (Operation, Trauma, Zirkumzision) nicht direkt nachgewiesen werden (Jeans 1983). Die chronischen, in diesem speziellen Fall die chronischen unstillbaren Karzinomschmerzen treten jedoch bei Kleinkindern, auch bei ausgedehnten malignen Tumorerkrankungen, nur vereinzelt auf (Mount 1984). Eine chronische zunehmende Schmerzsymptomatik ist dagegen – bei gleichbleibenden pathologischen Veränderungen – mit fortschreitendem Alter bei Kindern mit einer chronischen juvenilen Polyarthritis zu beobachten (Beales 1979).

Demnach kann angenommen werden, daß die dramatische Erhöhung des Schmerzerlebnisses im Endstadium einer Karzinomkrankheit neben dem Tumorwachstum auch, wie oben belegt, auf die zunehmende psychische Symptomatik zurückzuführen ist.

Möglichkeiten und Grenzen der periduralen Opiatanalgesie bei Karzinomschmerzen: Die analgetische Wirkung der periduralen Opiatanalgesie war bei unseren Patienten, auch bei denjenigen mit einem relativ mäßigen Erfolg, eindeutig.

Der durchschnittliche *totale Schmerzrückgang (PRI T)* betrug 70% (Tabelle 32). Dieses Ergebnis entsprach etwa dem Schmerzrückgang der sensorischen (PRI S) und gemischten (PRI M) Schmerzqualitäten. Die Besserung in der Bewertung der Schmerzsituation (PRI E) fiel etwas geringer aus (63%). Der größte therapeutische Effekt war bei den affektiven Schmerzqualitäten (PRI A) zu beobachten (77%). Dieses Ergebnis entspricht auch dem klinischen Eindruck. Nach erfolgreicher Schmerztherapie tritt oft eine Euphorie mit unbegründetem Optimismus auf.

Bei den 8 Patienten mit einem *mäßigen Therapieeffekt* war die Bewertung der Gesamtsituation (PRI E) der Faktor, der sich wenig änderte. Diese Patienten empfanden infolge Schmerzen unterschiedlicher Genese oder suboptimaler periduraler Opiatanalgesie nur eine mäßige analgetische Wirkung (PRI S 50–60%). Sie konnten ihre Situation realistischer beurteilen und gaben in der Bewertung der Situation (PRI E) wenig oder keine Änderung an; dies führte zu einem verminderten Gesamttherapieeffekt.

Der beste therapeutische Effekt der periduralen Opiatanalgesie wurde bei Patienten erzielt, deren Schmerzen hauptsächlich durch *Knochenmetastasen* ausgelöst waren. Weshalb tumoröse Knochenschmerzen besser auf die peridurale Opiatanalgesie ansprechen als andere Karzinomschmerzen, ist unklar.

Zwei mögliche Erklärungen können angenommen werden:

1. Wahrscheinlich ist der Wirkungsgrad spinaler Analgesie vom Muster ausgelöster nozizeptiver Impulse abhängig. Im Falle von Knochenschmerzen ist anzunehmen, daß eine verhältnismäßig konstante afferente Reizströmung besteht, die durch den „Gate"-Mechanismus (Melzack u. Wall 1965) besser kontrollierbar ist.

2. Die somatischen nozizeptiven Impulse lassen sich den Körpersegmenten mehr oder
   weniger zuordnen und sind duch ein rückenmarksnahes segmentales Anästhesiever-
   fahren aufhebbar.

Die Begründung für die relative Unwirksamkeit der periduralen Opiatanalgesie bei
durch Nervenläsionen ausgelösten Schmerzen ist vorerst spekulativ. Die Schädigung
peripherer Nerven führt in Tierversuchen mit der Zeit zu Änderungen der Zellphysio-
logie im gesamten Hinterhorn des Rückenmarks (Wall 1984); durch eine Wurzelschä-
digung erfolgt eine Änderung in der elektrischen Aktivität thalamischer Zentren (Lombard et al. 1979 b). Diese Strukturen sind durch die spinale Opiatanalgesie nicht mehr
erreichbar. Daß bei Nervenschmerzen die peridurale Opiatanalgesie in gewissem
Maße doch wirksam ist, läßt sich bei diesen Patienten durch die Multikausalität der
Schmerzen erklären.

Ähnlich gering beeinflußbar sind die durch viszeral-afferente Nerven vermittelten
nozizeptiven Impulse. Diese Reize laufen auf z. T. noch unbekannten diffusen Wegen
zum zentralen Nervensystem (Cervero 1983) und sind durch eine segmentale Anästhe-
sie kaum erfaßbar. Weiterhin ist auch das vegetative Nervensystem in die Weiterlei-
tung dieser Impulse involviert, das durch die peridurale Opiatanalgesie nicht beein-
flußt wird (Zenz 1984 b).

Die nach der *Lokalisation* erfolgte Einteilung von Karzinomschmerzen hilft auch
bei der Einschätzung des zu erwartenden therapeutischen Effekts. Lumbosakrale
Schmerzen reagieren am besten auf die peridurale Opiatanalgesie. Dies läßt sich damit
erklären, daß über 90% der Patienten mit lumbosakralen Schmerzen vorwiegend Knochenschmerzen hatten. Ein weiterer begünstigender Faktor ist, daß die meisten Periduralkatheter lumbal gelegt wurden und damit die Entfernung der Katheterspitze von
der spinalen Repräsentation des Schmerzgebiets verhältnismäßig gering war.

Die Patienten mit anderen Schmerzlokalisationen reagierten weniger gut auf die peridurale Opiatanalgesie. Patienten mit zervikothorakalen Schmerzen litten häufig an
Nervenschmerzen. Patienten mit thorakolumbalen Schmerzen klagten häufig über
schwer klassifizierbare, tiefe, viszerale Schmerzen in der Thorax- oder in der Ober-
bauchregion. Knochenschmerzen spielten hier eine kleinere Rolle; die Hauptursachen
dürften Nervenschmerzen (z. B. Infiltration des Plexus coeliacus), Kapseldehnung (Le-
bermetastasen) oder durch intrapulmonale Metastasen verursachte viszerale Schmerzen (Turnbull 1979) sein.

Neben dem pathologisch-anatomischen Charakter des tumorösen Prozesses ist auch
die Durchführung der periduralen Opiatanalgesie von entscheidender Bedeutung für
den Erfolg der Schmerztherapie.

Die peridurale Gabe von Opiaten führt zu einer segmentalen Analgesie (Bromage et
al. 1980). Dementsprechend ist der stärkste analgetische Effekt, auf die in der Höhe
der Katheterspitze liegenden spinalen Segmente zu erwarten. Die Liquorkonzentration
von Opiaten ist dort die höchste. Die kraniale Wirkungsausbreitung peridural appli-
zierter Opiate überwiegt im Falle des mäßig lipophilen Morphins. Daraus folgt, daß
der Zugang zum Periduralraum so gewählt werden soll, daß die Katheterspitze nach
möglichst kurzem Weg in die Nähe derjenigen Spinalsegmente zu liegen kommt, die
der Repräsentation des Schmerzgebiets entsprechen (Kiss u. Müller 1985).

Die Änderungen der Begleitsymptomatik der Karzinomkrankheit nach 5tägiger periduraler Opiatanalgesie haben neue Erkenntnisse gebracht (Abb. 18). Die Begleitsym-

ptomatik könnte sowohl Folge der Grundkrankheit als auch Folge der vorherigen systemischen Opiattherapie sein. Der deutliche Rückgang der Begleitsymptomatik unter der periduralen Opiatanalgesie bei der Mehrheit der Patienten spricht für systemische Opiatnebenwirkungen.

Besonders deutlich war der Rückgang von Schwindel, aber auch von Brechreiz und Schläfrigkeit, die von den Patienten teils sehr unangenehm empfunden wurden und eine Indikation für die peridurale Opiatanalgesie bedeuteten. Der Rückgang der Obstipation bei der Hälfte der Patienten zeigt, daß diese Begleiterscheinung oft durch die systemische Opiatgabe verursacht wurde und daß die peridurale Opiatanalgesie diese nicht verursacht.

Gleichermaßen informativ ist die Bewertung der Änderungen der körperlichen *Aktivität* und *Nahrungsaufnahme* nach 5tägiger periduraler Opiatanalgesie. Bei fast der Hälfte der Patienten konnte die Aktivität verbessert werden. Die Nahrungsaufnahme nahm nur bei jedem 5. Patienten zu. Demnach ist es hauptsächlich die Grundkrankheit und nicht die systemische Opiatgabe, die zu einer verminderten Nahrungsaufnahme führt.

Bezüglich der *Dosierung* von peridural appliziertem Morphin bei Karzinomschmerzen gehen die Empfehlungen weit auseinander. Unsere Anfangsdosis war 3 mg alle 8–12 h, die allerdings bei 14 Patienten innerhalb der ersten 2 Tage drastisch erhöht werden mußte.

Der Morphinbedarf wurde an der maximalen Morphintagesdosis gemessen. Bei einem Durchschnittswert von 24 mg lagen die individuellen Höchstwerte breit gestreut. Leider sieht man immer wieder, daß bei zunehmenden Schmerzen eine Unwirksamkeit der periduralen Opiatanalgesie angenommen wird und frühzeitig zusätzlich systemische Analgetika verabreicht werden. Anderseits wird in der Literatur gelegentlich über Tagesdosen von mehreren Hundert mg Morphin berichtet (Woods u. Cohen 1982; Arner u. Arner 1985). In diesen Fällen muß man sich fragen, ob die Wirkung nicht auf vaskulär resorbiertes Morphin zurückzuführen ist. Die Erklärung für diese hohen Dosen liegt wahrscheinlich in dem bereits besprochenen unterschiedlichen Ansprechen einzelner Schmerzursachen auf die peridurale Opiatanalgesie.

Auf eine regelmäßige gleichzeitige peridurale Applikation von Morphin und *Lokalanästhetika* (Müller et al. 1985) wurde verzichtet bzw. nur bei gezielter Indikation zurückgegriffen, wie bei Nervenschmerzen und einigen Fällen von viszeralen Tumorschmerzen. Diese sind wie die sonst therapierefraktären radikulären Schmerzen durch peridural applizierte Lokalanästhetika günstig beeinflußbar.

Alle Patienten erhielten vor der periduralen Opiatanalgesie systemisch morphinartige Analgetika. Bei etwa ⅓ derjenigen, die unter starken Schmerzen seit mehr als 1 Monat litten, wurden auch während der periduralen Opiatanalgesie zusätzliche *Analgetika* (antipyretische und morphinartige Analgetika) appliziert.

Der Bedarf für zusätzliche Analgetika war nicht mit einer bestimmten Schmerzursache in Verbindung zu bringen. Dagegen erhielten Patienten mit disseminierten Schmerzen in der Regel zusätzliche Analgetika. Eine weitere Erklärung für zusätzlichen Analgetikabedarf ist die Tatsache, daß die durchschnittliche Entfernung der Katheterspitze von der spinalen Schmerzrepräsentation bei Patienten mit zusätzlichem Analgetikabedarf 2mal so groß war.

Nach unserer Erfahrung gibt es 3 Indikationen für eine zusätzliche Analgetikamedikation während der periduralen Opiatanalgesie:

1. Patienten, die seit längerer Zeit mit systemischen Opiaten behandelt wurden und die bei unzureichender Analgesie bereits psychisch abhängig waren (Patient Nr. 13);
2. unzureichende Wirkung unter bereits hohen periduralen Opiatdosen;
3. Auftreten neuer Schmerzen im Verlauf der Therapie außerhalb des Wirkungskreises der periduralen Opiatanalgesie; bei ausgedehnten Schmerzen sollte allerdings auch die Anlage eines 2. Periduralkatheters (Patient Nr. 30) oder eines zerbral-ventrikulären Katheters erwogen werden (Patient Nr. 9).

Die Auflistung von Medikamenten in der Behandlung von Karzinomschmerzen wäre inkomplett ohne ein Eingehen auf *Placebos*. Auf die Bestimmung eines Placeboeffekts wurde bei diesem Patientengut verzichtet. Patienten mit stärksten, ständig zunehmenden Schmerzen in einer aussichtslosen Situation sollten nicht einer Enttäuschung ausgesetzt werden. Trotzdem wird von einigen Autoren, auch bei Karzinompatienten zu Beginn der Therapie ein Placebo verabreicht (Müller et al. 1985). Wir neigen zur Meinung von Inturrisi u. Foley (1984), wonach die Placebogabe bei diesen Patienten aus ethischen Gründen nicht zu rechtfertigen ist.

Über den Einfluß einzelner *Psychopharmaka* auf den analgetischen Effekt einer Schmerztherapie ist wenig bekannt. Unseres Wissens ist dies eher empirisch als wissenschaftlich begründet.

Die Benzodiazepine sind populär, ihr anxiolytischer Effekt kann sich bei Angstzuständen günstig auswirken. Doch als Nebenwirkung ist das Auftreten von Depressionen bekannt, die bei diesem Patientengut sehr unerwünscht sind (Mount 1984). Phenothiazinderivate und Butyrophenone verstärken bei chronischen Schmerzzuständen die Wirkung der Analgetika; durch die beruhigende und antiemetische Wirkung kann das Allgemeinbefinden des Patienten verbessert werden.

Die während der Karzinomkrankheit auftretenden Angstzustände und reaktiven Depressionen sind keine endogenen Krankheitsbilder. In der Regel benötigen diese Patienten keine spezifische antidepressive Medikation. Es existieren zwar biochemische Korrelationen im zentralen Nervensystem zwischen chronischen Schmerzen und Depression (Almay et al. 1978), doch die oft vermutete analgetische Wirkung von trizyklischen Antidepressiva bei chronischen Schmerzen konnte bisher nicht nachgewiesen werden (Rosenblatt et al. 1984; Feinmann 1985). Gegen die symptomatische Anwendung von trizyklischen Antidepressiva spricht auch die lange Latenzzeit des Wirkungseintritts sowie die Häufigkeit parasympathikomimetischer Nebenwirkungen, besonders bei älteren Patienten.

Der Effekt der adjuvanten Psychopharmakatherapie während der periduralen Opiatanalgesie war auf den ersten Blick überraschend. Die 13 Patienten ohne Psychopharmaka zeigten eine wesentlich bessere Schmerzlinderung als die anderen (Tabelle 46). Dies erklärt sich aus der Tatsache, daß die an der Therapie mitbeteiligten Haus- und Stationsärzte häufig Psychopharmaka gaben, anstatt höhere oder häufigere peridurale Dosisapplikationen zu wählen.

Die Krebskrankheit im Endstadium ist ein unaufhaltsamer, beelendender und schmerzhafter Prozeß. Diese Situation bewußt psychisch aufzuarbeiten gelingt wenigen; die Ausnahme wurde literarisch eindrucksvoll belegt (Noll 1983). Das Auftreten einer Euphorie nach erfolgreicher Schmerztherapie beweist, daß die Schmerzen selbst die wichtigste Komponente der sehr häufig beobachteten Angstzustände und der depressiven Stimmungslage sind (Bond 1979; Zimmermann 1982). Bei gesicherter Analgesie ist eine symptomatische Gabe von Psychopharmaka oft günstig, ersetzt aber keine psychische Betreuung.

Konsequenzen für die Patientenbetreuung: Karzinompatienten mit der Indikation zur Durchführung einer periduralen Opiatanalgesie haben meist außer erfolglosen Tumortherapien mehrere Mißerfolge bezüglich der Schmerztherapie erfahren. Der Grund dafür ist in vielen Fällen die inadäquate Analgetikatherapie (Bonica 1984). In anderen Fällen, besonders bei ausgedehnten tumorösen Prozessen, können Schmerzen von gemischten Qualitäten und starker Intensität auftreten, die mit herkömmlichen Analgetika auch unter Einbeziehung von Opiaten nicht zu beherrschen sind. Diese Patienten sind oft verzweifelt, sie stehen ihren Schmerzen hilflos gegenüber (Kremer et al. 1982).

Es konnten 2 nicht scharf abgrenzbare Gruppen von Patienten unterschieden werden:

Bei der einen Gruppe ist der maligne Prozeß zwar fortgeschritten, der Patient befindet sich aber noch in verhältnismäßig gutem Zustand. Er ist sich über sein Schicksal mehr oder weniger im klaren, doch er hat noch nicht „aufgegeben". Seine Schmerzen sind oft durch morphinartige Analgetika beeinflußbar, aber er will die Nebenwirkungen nicht in Kauf nehmen, will die ihm noch zustehende Zeit bewußt ausnützen.

Bei diesen Patienten kommt es oft unter der periduralen Opiatanalgesie zu einer deutlichen Steigerung der bereits verlorenen Aktivität: sie lesen wieder Bücher, fahren wieder selbst Auto, können sich wieder in die Familie integrieren. Ein beträchtlicher Teil der Begleitsymptomatik, verursacht durch die bisherige systemische Opiattherapie, bildet sich zurück.

Bei der 2. Gruppe sind die Patienten von Schmerzen gequält, oft demoralisiert, durch die Krankheit und die Schmerzen ans Bett gebunden. Sie sind willig, alles mitzumachen, um nur die Schmerzen loszuwerden. In diesen Fällen kann man durch die peridurale Opiatanalgesie dramatische Verbesserungen der Schmerzsymptomatik und des allgemeinen Befindens erreichen. Meist bleiben diese Patienten zwar bettlägrig, sie sind aber besser beweg- und pflegbar.

Bei der Durchführung der periduralen Opiatanalgesie sollten die folgenden Grundzüge der Schmerztherapie beachtet werden:

- Analgetikagabe in regelmäßigen Zeitabständen oder kontinuierlich im Sinne einer Schmerzprophylaxe;
- bei jedem Patienten soll eine Dosistitrierung stattfinden und bei Bedarfsänderung neu angepaßt werden.

Die oft zu beobachtende Bedarfserhöhung des Morphins während der Therapie ist Folge des Tumorwachstums und weniger einer Toleranzerhöhung (Zimmermann 1982; Zenz 1984b). Eine Suchtgefahr besteht bei der periduralen Opiatgabe nicht. Diese Gefahr ist auch bei der oralen Morphintherapie der Karzinompatienten seltener als in der Normalpopulation (Zenz 1984b). Nach dem Übergang von hochdosierter systemischer

Opiatgabe auf intrathekale (Tung et al. 1980) oder peridurale (Müller et al. 1985) Opiattherapie wurden gelegentlich Entziehungserscheinungen bei kompletter Schmerzfreiheit beschrieben.

Unser Patientengut wurde nicht mehr kausal-kurativ behandelt. In den meisten Fällen waren es die Schmerztherapie und die Pflegebedürftigkeit, die bei diesen Patienten einen stationären Aufenthalt erforderlich machten. Der Vorteil der periduralen Opiatanalgesie ist die Möglichkeit der häuslichen Pflege, wo die Schmerztherapie von Hausarzt und Anästhesist gemeinsam durchgeführt werden kann. Mehrere Arbeitsgruppen haben gute Erfahrungen mit der ambulanten Behandlung gemacht (Müller et al. 1981; Crawford et al. 1983; Zenz 1984b). Bei 13 unserer Patienten war die Möglichkeit gegeben, nach initialer stationärer Betreuung den Patienten nach Hause entlassen zu können, und in weiteren 4 Fällen wurde die Therapie völlig auf ambulanter Basis durchgeführt.

Dies ist ein überzeugendes Beispiel für die Umsetzung theoretischer Erkenntnisse (spinale Analgesie) in die klinische und hausärztliche Praxis. Durch die Entwicklung der periduralen Opiatanalgesie konnte der letzte Lebensabschnitt dieser bisher unterversorgten Patientengruppe erträglich gestaltet werden.

4 Zusammenfassung

Patienten mit malignen Tumoren leiden im terminalen Stadium oft an unerträglichen Schmerzen. Die Behandlung dieser Schmerzen ist bislang unbefriedigend:

- Die zugrunde liegenden Schmerzursachen und -mechanismen sind im Einzelfall meist unbekannt.
- Es bestehen nur mangelhafte Kenntnisse der medikamentösen, neurochirurgischen und anästhesiologischen Möglichkeiten einer Schmerztherapie.
- Häufig ist die unbegründete Furcht vor einer Suchtentwicklung zu beobachten.

Das Ziel dieser Arbeit war die Erfassung von Karzinomschmerzen bei Patienten im Finalstadium einer Tumorkrankheit sowie die Durchführung und Bewertung einer wirksamen Therapie.

Um die durch Karzinomschmerzen hervorgerufenen pathophysiologischen und verhaltensmäßigen Änderungen untersuchen zu können, wurde versucht, tierexperimentell an Ratten ein Modell des Karzinomschmerzes zu entwickeln. Trotz erheblichen Tumorwachstums bei den Versuchstieren konnten jedoch keine chronischen Schmerzen nachgewiesen werden. Dieser Befund wurde so interpretiert, daß Ratten keinen chronischen Schmerz empfinden. Ein Grund hierfür könnte einerseits in einer größeren Adaptationsfähigkeit von Ratten liegen, andererseits im bewußten Erleben der Krankheit und in erlernten Verhaltensformen bei chronischen Schmerzen des Menschen.

Die Objektivierung der von Patienten empfundenen Schmerzen ist unter klinischen Bedingungen nicht möglich. Es bleiben nur indirekte Wege, wobei subjektive Einflüsse von seiten des Untersuchers und des Patienten eine Beurteilung erschweren.

Zur Erfassung unstillbarer Karzinomschmerzen wurde bei 41 Patienten nach Erheben einer detaillierten Schmerzanamnese eine verbale Meßmethode, der von uns ins Deutsche übertragene McGill Pain Questionnaire, verwendet.

Nach anamnestischen Daten hatten der Großteil der Patienten über 4 Wochen vor Studieneintritt unerträgliche Schmerzen. Es war eine linksseitige Dominanz der Schmerzen zu beobachten. Bei 9 Patienten bestanden zirkadiane Änderungen der Schmerzintensität mit Höchstwerten abends und nachts. Bei den einzelnen Patienten bestanden meist mehrere Schmerzursachen gleichzeitig. Die Mehrheit der Patienten litt an Knochenschmerzen. Auch Nervenschmerzen waren bei einem Großteil der Patienten vorhanden. Andere Schmerzen waren häufig auf Faszien- und Kapseldehnung, Entzündung und Nekrosen zurückzuführen.

Mit Hilfe des multidimensionalen Schmerzfragebogens konnte dokumentiert werden, daß Patienten mit unstillbaren Karzinomschmerzen am häufigsten unter punktförmigen, zusammendrückenden, ziehenden und dumpfen Schmerzen litten. Die

Schmerzen waren bei 6 der 41 Patienten über den gesamten Körper disseminiert. Da die Ausdehnung des tumorösen Prozesses entscheidend das Gesamtschmerzerlebnis beeinflußt, hatten diese Patienten bei allen Schmerzqualitäten eine höhere Intensität angegeben.

Einzelne Schmerzursachen haben ein numerisch vergleichbares Gesamtschmerzerlebnis hervorgerufen.

Besonders auffallend war die hohe affektive Spannung bei allen Patienten. Über die Hälfte der Patienten bezeichnete die Gesamtsituation als „unerträglich". Beim Vergleich unserer Ergebnisse mit diesbezüglichen Publikationen aus dem angloamerikanischen Sprachraum, konnte sowohl in der Wahl der Untergruppen, als auch in der Intensität sensorischer Schmerzqualitäten, eine weitgehende Übereinstimmung festgestellt werden. Lediglich die Intensität affektiver Schmerzqualitäten fiel bei unseren Patienten deutlich höher aus. Als Grund dafür sehen wir an, daß die Patienten der anderen Studien sich in der intermediären, unsere bereits in der terminalen Krankheitsphase befanden. Zu diesem Zeitpunkt ist das Gesamtschmerzerlebnis bei vergleichbarer sensorischer Schmerzintensität durch die Steigerung affektiver Komponenten unerträglich geworden.

Die Karzinomschmerzen von Patienten dieser Studie waren mit systemischer Gabe von antipyretischen und morphinartigen Analgetika nicht beherrschbar. Durch die peridurale Opiatanalgesie konnte bei allen Patienten eine deutliche Schmerzlinderung erzielt werden.

Die besten therapeutischen Ergebnisse zeigten die Patienten mit überwiegend lumbosakral lokalisierten Knochenschmerzen. Schmerzen durch Nervenläsionen und disseminierte Schmerzen sprachen auf die Therapie weniger gut an. Bei diesen Patienten war oft eine zusätzliche systemische Analgetikatherapie erforderlich.

Die Lokalisation des Primärtumors bzw. die histologische Diagnose spielte weder bei der Schmerzsymptomatik noch für den therapeutischen Effekt eine Rolle. Wesentliche Nebenwirkungen oder Komplikationen der periduralen Opiatanalgesie traten nicht auf.

Das bei allen Patienten bestehende chronische Schmerzsyndrom wurde neben unstillbaren Schmerzen auch durch eine ausgeprägte psychische Symptomatik charakterisiert. Es konnte bei diesen Patienten dokumentiert werden, daß beim Bestehen starker Schmerzen die Symptomatik durch die Gabe verschiedener Psychopharmaka nicht verbessert wird. Eine symptomatische Psychopharmakamedikation ist erst bei ausreichender Schmerzfreiheit wirksam.

Durch die obigen Methoden der Schmerzerfassung sowie durch die Kontrolle der Therapie ist eine gezielte Indikationsstellung der periduralen Opiatanalgesie ermöglicht worden: Bei lumbosakral lokalisierten stetigen Knochenschmerzen ist die Wirksamkeit der periduralen Opiatanalgesie am größten. Bei gemischten Schmerzursachen ist oft eine zusätzliche Analgetikagabe nötig.

Für die Durchführung der periduralen Opiatanalgesie bei Karzinomschmerzen ist die Plazierung der Spitze des Periduralkatheters in der Nähe des dem Schmerzgebiet entsprechenden Spinalsegments für den optimalen therapeutischen Effekt von entscheidender Bedeutung.

Ein deutlicher Vorteil gegenüber der systemischen Opiatmedikation war darin zu sehen, daß die Patienten aufgrund fehlender Nebenwirkungen wie Brechreiz und Somnolenz bei zufriedenstellender Schmerzfreiheit besser mobilisiert werden konnten.

Dies ermöglichte es, einen Teil der Patienten aus stationärer Behandlung in häusliche Pflege und ambulante Betreuung zu überführen.

Zusammenfassend kann festgestellt werden, daß das chronische Schmerzsyndrom, das sich bei Karzinompatienten oft in unstillbaren, unerträglichen Schmerzen und in einer zunehmenden reaktiven psychischen Symptomatik manifestiert, ein für den erwachsenen Menschen spezifisches klinisches Bild ist. Es kommt bei Kleinkindern mit vergleichbaren pathologischen Befunden nicht vor. Dieses Syndrom ist bei Nagetieren (Ratten) experimentell nicht zu reproduzieren. Falls kausale kurative Eingriffe nicht mehr in Frage kommen, besteht die Therapie bei diesen Patienten in einer definitiven Schmerzlinderung, die in der Regel auch einen Rückgang der psychischen Symptomatik bewirkt.

Anhang A:
Untersuchungen über die respiratorischen Funktionen

Untersuchungen über die respiratorischen Funktionen

Ratte:	21	Datum:	12. 11. 1984
Untersucher:	Ivan	Käfigsnummer:	6
Gas:	Luft	Untersuchungsnummer:	3047
Anzahl der Untersuchungen: 5			

Körpertemperatur vor der Untersuchung: 36,4°C
Körpertemperatur nach der Untersuchung: 37,2°C
Körpergewicht: 130 g
Barometerdruck: 755 mm Hg
Raumtemperatur: 21,3°C
Bemerkungen:

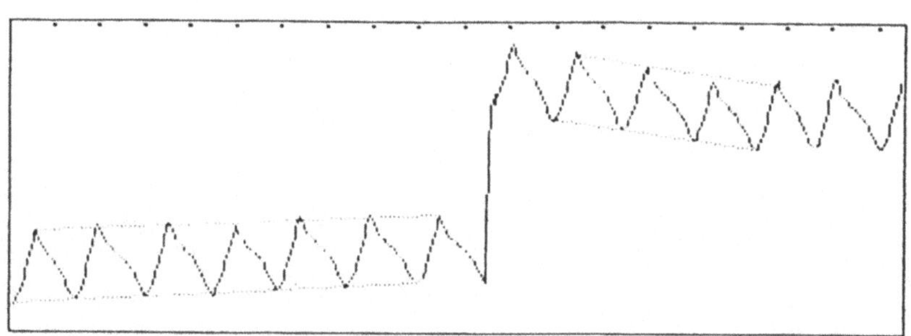

markiertes Zeitintervall: 0,5 s

Ergebnisse:

Körpertemperatur = 37,190°C
Atemzugvolumen   =   1,194 ml
Frequenz   = 76,43/min
Atemzugvolumen · Frequenz = 91,25
Atemminutenvolumen: 70,195 ml/min/100 g Körpergewicht

Anhang B: McGill-Schmerzfragebogen

a) McGill Pain Questionnaire (engl.)

Patient's Name _______________________ Date _________ Time_______am/pm

PRI: S_______ A _______ E_______ M_______ PRI(T)_______ PPI_______
    (1–10)   (11–15)   (16)   (17–20)   (1–20)

1 FLICKERING
  QUIVERING
  PULSING
  THROBBING
  BEATING
  POUNDING

2 JUMPING
  FLASHING
  SHOOTING

3 PRICKING
  BORING
  DRILLING
  STABBING
  LANCINATING

4 SHARP
  CUTTING
  LACERATING

5 PINCHING
  PRESSING
  GNAWING
  CRAMPING
  CRUSHING

6 TUGGING
  PULLING
  WRENCHING

7 HOT
  BURNING
  SCALDING
  SEARING

8 TINGLING
  ITCHY
  SMARTING
  STINGING

9 DULL
  SORE
  HURTING
  ACHING
  HEAVY

10 TENDER
   TAUT
   RASPING
   SPLITTING

11 TIRING
   EXHAUSTING

12 SICKENING
   SUFFOCATING

13 FEARFUL
   FRIGHTFUL
   TERRIFYING

14 PUNISHING
   GRUELLING
   CRUEL
   VICIOUS
   KILLING

15 WRETCHED
   BLINDING

16 ANNOYING
   TROUBLESOME
   MISERABLE
   INTENSE
   UNBEARABLE

17 SPREADING
   RADIATING
   PENETRATING
   PIERCING

18 TIGHT
   NUMB
   DRAWING
   SQUEEZING
   TEARING

19 COOL
   COLD
   FREEZING

20 NAGGING
   NAUSEATING
   AGONIZING
   DREADFUL
   TORTURING

PPI
0 NO PAIN
1 MILD
2 DISCOMFORTING
3 DISTRESSING
4 HORRIBLE
5 EXCRUCIATING

BRIEF	RHYTHMIC	CONTINUOUS
MOMENTARY	PERIODIC	STEADY
TRANSIENT	INTERMITTENT	CONSTANT

E = EXTERNAL
I = INTERNAL

COMMENTS:

b) McGill Pain Questionnaire (ungar.)

<table>
<tr><td colspan="3">Név: Dátum:</td></tr>
<tr><td colspan="3">PRI: S ___   A ___   E ___   M ___   PRI T ___
     1-10   11-15   16   17-20   1-20</td></tr>
<tr><td colspan="3">PPI: NWC:</td></tr>
<tr><td valign="top">

1. vibráló ___
  remegő ___
  verő ___
  lüktető ___
  doboló ___
  zuzó ___

2. ugráló ___
  átütő ___
  belevágó ___

3. hegyes ___
  furó ___
  nyilalló ___
  mintha késsel
   szurnák ___
  nyársaló ___

4. éles ___
  metsző ___
  szakitó ___

5. szoritó ___
  préselő ___
  harapó ___
  össze-
   roppantó ___
  össze-
   morzsló ___

6. huzó ___
  tépő ___
  marcangoló ___

7. forró ___
  égető ___
  forrázó ___
  perzselő ___

8. bizsergő ___
  viszkető ___
  sajgó ___
  maró ___

9. tompa ___
  érzékeny ___
  sérült ___
  folyamatos,
   tompa
  sulyos ___

10. kényes ___
  feszitő ___
  reszelő ___
  hasogató ___

</td><td valign="top">

11. fárasztó ___
  kimeritő ___

12. émelyitő ___
  fojtó ___

13. félelmes ___
  fenyegető ___
  rémitő ___

14. gyötrő ___
  nehéz ___
  kegyetlen ___
  vészes ___
  gyilkos ___

15. szerencsétlen ___
  kilátástalan ___

16. bosszantó ___
  kellemetlen ___
  meg-
   nyomoritó ___
  nagyfoku ___
  kibirhatat- ___
   lan

17. szétterjedő ___
  kisugárzó ___
  áthatoló ___
  felnyársaló ___

18. korlátozó ___
  zsibbasztó ___
  nyomasztó ___
  zaklató ___
  örjitő ___

19. hüvös ___
  hideg ___
  dermesztő ___

20. zavaró ___
  undoritó ___
  gyötrelmes ___
  szörnyü ___
  kin- ___
   szenvedés

PPI   0 fájdalommentes ___
     1 enyhe ___
     2 kényelmetlen ___
     3 aggasztó ___
     4 rettenetes ___
     5 megsemmisitő ___

</td><td valign="top">

E =
extern ___

I =
intern ___

átmeneti ___
ismétlődő ___
állandó ___

Kisérő tünetek: **Alvás :**
hányinger ___   jó ___
fejfájás ___   zavart ___
szédülés ___   álmatlan ___
álmosság ___
szorulás ___
hasmenés ___

Étvágy: **Aktivitás:**
jó   jó
csökkent ___   csökkent ___
kevés ___   kevés ___
nincs ___   nincs ___

Megjegyzés:

PPI megjegyzés:

</td></tr>
</table>

c) McGill Pain Questionnaire (dt.)

– erweitert um die Zahlenangaben der maximal erreichbaren „pain rating indices"
(PRI) und um die tatsächlich erreichten Durchschnittswerte (s. Anmerkungen)

```
NAME: ________________________          DATUM: ________________

PRI: S  40.6  A 24.79  E 5.05  M 17.58  PRI(T) 88.12   PPI  5    NWC  78
       (1-10)   (11-15)   (16)  (17-20)        (1-20)
```

KURZ
PERIODISCH
STETIG

1 FLACKERND	11 ERMÜDEND
ZITTERND	ERSCHÖPFEND
PULSIEREND	
KLOPFEND	12 UNWOHLSEIN
POCHEND	VERURSACHEND
HÄMMERND	ERSTICKEND
2 WANDERND	13 BEUNRUHIGEND
AUFBLITZEND	BEDROHEND
EINSCHIESSEND	FURCHTERREGEND
3 PRICKELND	14 GEMEIN
STUMPF	QUÄLEND
BOHREND	PEINIGEND
STECHEND	GRAUSAM
PENETRIEREND	MÖRDERISCH
4 SCHARF	15 ENTMUTIGEND
SCHNEIDEND	DEMORALISIEREND
ZERREISSEND	
	16 STÖREND
5 KNEIFEND	ÄRGERND
DRÜCKEND	BEELENDEND
PRESSEND	ZERMÜRBEND
UMKLAMMERND	UNERTRÄGLICH
ZERMALMEND	
	17 SICH AUSBREITEND
6 ZIEHEND	AUSSTRAHLEND
ZERREND	DURCHDRINGEND
REISSEND	DURCHSTECHEND
7 HEISS	18 BEENGEND
BRENNEND	BEDRÄNGEND
KOCHEND	BEDRÜCKEND
GLÜHEND	NAGEND
	RASEND
8 STICHELND	
JUCKEND	19 KÜHL
SCHARF	KALT
BEISSEND	EISIG
9 DUMPF	20 BELASTEND
WUND	ÜBELKEIT VERURSACHEND
SCHMERZEND	SCHRECKLICH
STARK DUMPF SCHMERZEND	FURCHTBAR
SCHWER DUMPF SCHMERZEND	FOLTERND
10 EMPFINDLICHKEIT	PPI 0 SCHMERZFREI
SPANNUNGSGEFÜHL	1 LEICHT
RAUHER SCHMERZ	2 UNANGENEHM
SPALTEND	3 BEÄNGSTIGEND
	4 FÜRCHTERLICH
	5 VERNICHTEND

E = EXTERN
I = INTERN

BEMERKUNGEN

Durchschnittswerte

	vor	nach
	\<Therapie\>	
PRI S	18.17	6.06
PRI A	14.87	3.38
PRI E	4.43	1.62
PRI M	7.97	2.44
PRI T	44.19	13.36
PPI	3.93	1.40
NWC	14.55	6.67

Anmerkungen:

PRI	(„pain rating index")	Kennzahl des Schmerzcharakters
	(PRI) S	– sensorisch
	(PRI) A	– affektiv
	(PRI) E	– bewertend
	(PRI) M	– gemischt
	(PRI) T	– gesamt
PPI	(„present pain intensity")	aktuelle Schmerzintensität
NWC	(„number of words chosen")	Zahl der gewählten Wörter

Anhang C: Schmerzanamnesebogen

Patient: Alter: Gewicht:

Diagnose:

Histologie:

Anamnese

internistische-Krankheiten
   O ja   Welche: Wann: O nein

Operationen
   O ja   Welche: Wann: O nein

Bestrahlung
   O ja   Welche: Wann: O nein

Chemotherapie
   O ja   Welche: Wann: O nein

Frühere Schmerztherapie
   O ja   Welche: Wann: O nein

Medikamente   Welche: Dauer: Dosis:

Opiate   O ja   O nein

Nichtopiate   O ja   O nein

Sedativa   O ja   O nein
Antidepressiva   O ja   O nein
Hypnotika   O ja   O nein
Andere   O ja   O nein

Peridurale Opiatanalgesie   Uhrzeit: Ort:
Datum: Röntgenkontrolle:
Einstichhöhe: Katheterspitze:
Mittel und Dosis:
Komplikation: O ja   Welche: O nein
Bemerkung:

Begleitsymptomatik   *Aktivität*   *Nahrungsaufnahme*

Brechreiz _____   gut _____   gut _____
Kopfschmerz _____   etwas _____   etwas _____
Schwindel _____   wenig _____   wenig _____
Schläfrigkeit _____   nichts _____   nichts _____
Verstopfung _____
Durchfall _____

Schmerz

seit wann: Dauer in Monaten:
seit wann so stark: Dauer in Monaten:

Schmerzintensität während des Tages   Einteilung nach PPI:

morgens _______   Dauer: _________   0 schmerzfrei
nachmittags _______   _________   1 leicht
abends _______   _________   2 unangenehm
nachts _______   _________   3 quälend
                                                 4 fürchterlich
                                                 5 vernichtend

---

Körperlage: Was geschieht mit ihren Schmerzen wenn Sie

sitzen   _______   Einteilung:
stehen   _______   0 verschwinden vollständig
liegen auf dem Rücken _______   1 lassen nach
              Bauch   _______   2 keine Veränderungen
              Seite   _______   3 nehmen zu
                                     4 werden unerträglich

Zentrum des Schmerzens

O rechts   O links   O mitte
O Rechtshänder   O Linkshänder

Halten Sie sich für schmerzempfindlich?   O ja   O nein

Schmerz und Schlaf: Einschlafstörungen   O ja   O nein
                       Einschlafmittel nötig   O ja   O nein
                       Aufwachen durch Schmerzen   O ja   O nein

---

Allgemeines

Raucher: O ja   O nein   Wenn ja, wieviel:
Alkohol: O ja   O nein   Wenn ja, was:
                                        wieviel:

Schulbildung: O kein Abschluß
                    O Haupt- oder Volksschule
                    O Realschule
                    O Gymnasium (Abitur)
                    O Hochschulbildung

Anhang D: Quality of Life Index

Study No _____ / _______

Age ____ □□

Sex M_1 F_2 (Ring appropriate letter) _______________________ □

Primary Problem or Diagnosis ____________________________

____ □□□

Secondary Problem or Diagnosis, or complication (if appropriate) _______ □□□

Scorer's Specially ____________________________________ □□□

Score each heading 2, 1 or 0 according to your most recent assessment of the patient.

Activity *During the last week, the patient*
- has been working or studying full-time, or nearly so, in usual occupation; or managing own household or participating in unpaid or voluntary activities, whether retired or not 2
- has been working or studying in usual occupation or managing own household or participating in unpaid or voluntary activities, but requiring major assistance or a significant reduction in hours worked or a sheltered situation or was on sick leave 1   □
- has not been working or studying in any capacity and not managing own household 0

Daily living *During the last week, the patient*
- has been self reliant in eating, washing, toiletting and dressing; using public transport or driving own car 2
- has been requiring assistance (another person or special equipment) for daily activities and transport but performing light tasks 1   □
- has not been managing personal care nor light tasks and/or not leaving own home or institution at all 0

Health *During the last week, the patient*
- has been appearing to feel well or reporting feeling "great" most of the time 2
- has been lacking energy or not feeling entirely "up to par" more than just occasionally 1   □
- has been feeling very ill or "lousy", seaming weak as washed out most of the time or was unconscious 0

Support *During the last week*
- the patient has been having good relationships with others and receiving strong support from at least one family member and/or friend 2
- support received or perceived has been limited from family and friends and/or by the patient's condition 1   □
- support from family and friends occurred infrequently or only when absolutely necessary or patient was unconscious 0

Outlook   *During the past week the patient*
- has usually been appearing caim and positive in outlook, accepting and in control of personal cirumstances, including surroundings 2
- has sometimes been troubled because not fully in control of personal circumstances or has been having periods of obvious anxiety or depression 1   ☐
- has been seriously confused or very frightened or consistently anxious and depressed or unconscious 0

OL Index Total   ☐ ☐

How confident are you that your scoring of the preceding dimensions is accurate? Please ring the appropriate category.

Absolutely Confident	Very Confident	Quite Confident	Not Very Confident	Very Doubtful	Not at all Confident
1	2	3	4	5	6

☐

Anhang E: Quality of Life Uniscale

Study No ______ / _______

Rater's
Profession/Occupation _______________________________________ □ □ □

Please mark with an X the appropriate place within the bar to indicate your rating of this person's quality of life during the past week.

Lowest quality applies to someone completely dependent physically on others, seriously impaired mentally, unsware of surroundings and in a hopeless position.

Highest quality applies to someone physically and mentally independent, communicating well with others, able to do most of the things enjoyed, pulling own weight, with a hopeful yet restistic attitude.

Lowest Quality [   ] **Highest Quality**

□ □

How confident are you that your rating of this quality of life is accurate? Please ring the appropriate category. □

Absolutely Confident 1	Very Confident 2	Quite Confident 3	Not Very Confident 4	Very Doubtful 5	Not at all Confident 6

Literaturverzeichnis

Agnew DC, Merskey H (1976) Words of chronic pain. Pain 2:73-81
Albe-Fessard D, Nashold BS, Lombard MC et al (1979) Rat after dorsal rhizotomy, a possible animal model for chronic pain. In: Bonica JJ et al (eds) Advances in pain research and therapy, vol 3. Raven, New York, pp 761-766
Almay BGL, Johansson F, Knorring L et al (1978) Endorphins in chronic pain. Pain 5:153-162
Arner S, Arner B (1985) Differential effects of epidural morphine in the treatment of cancer related pain. Acta Anaesthesiol Scand 29:32-36
Asari H, Inque K, Shibata T et al (1981) Segmental effect of morphine injected into the epidural space. Anesthesiology 54:75-77

Baines M, Kirkham SR (1984) Carcinoma involving bone and soft tissue. In: Wall PD, Melzack R (eds) Textbook of pain. Churchill Livingstone, Edinburgh, pp 453-459
Beales JG (1979) Pain in children with cancer. In: Bonica JJ, Ventafridda V (eds) Advances in pain research and therapy, vol 2. Raven, New York, pp 89-98
Behar M, Magora F, Olshwang D et al (1979) Epidural morphine in treatment of pain. Lancet I:527-529
Berger M, Gerstenbrand F (1984) Analysis of cancer pain by the neurologist. In: Zimmermann M, Drings P, Wagner G (eds) Pain in cancer patient. Springer, Berlin Heidelberg New York Tokyo (Recent results in cancer research, vol 89, pp 79-84)
Blakeslee TR (1980) The right brain. Anchor Doubleday, Garden City
Bond MR (1979) Psychologic and emotional aspects of cancer pain. In: Bonica JJ, Ventafridda V (eds) Advances in pain research and therapy, vol 2. Raven, New York, pp 81-88
Bonica JJ (1953) The management of pain. Lea & Febiger, Philadelphia
Bonica JJ (1956) Continuous peridural block. Anesthesiology 17:626-630
Bonica JJ (1981) Cancer pain. Schmerz 1:67-87
Bonica JJ (1984) Management of cancer pain. In: Zimmermann M, Drings P, Wagner G (eds) Pain in cancer patient. Springer, Berlin Heidelberg New York Tokyo (Recent results in cancer research, vol 89, pp 13-27)
Brena SV, Chapman SL (1985) Acute versus chronic pain states: The "Learned Pain Syndrome". In: Brena SV, Chapman SL (eds) Chronic pain: Management principles. Saunders, London, pp 41-56
Bromage PR (1981) The price of intraspinal narcotic analgesia: Basic constraints. Anesth Analg 60:461-463
Bromage PR, Camporesi EM, Leslie J (1980) Epidural narcotics in volunteers: Sensitivity to pain and carbon dioxide. Pain 9:145-160
Bromage PR, Camporesi EM, Durant PAC et al (1982a) Rostral spread of epidural morphine. Anesthesiology 56:431-436
Bromage PR, Camporesi EM, Durant PAC et al (1982b) Nonrespiratory side effects of epidural morphine. Anaesth Analg 61:490-495
Bromm B (1984) The measurement of pain in man. In: Bromm B (ed) Pain measurement in man. Elsevier, Amsterdam, pp 3-13

Campbell JA, Lahuerta J, Bowsher D (1985) Pain laterality in relation to site of pain and diagnosis. Pain 23:61-66
Carlsson AM (1983) Assessment of chronic pain. I. Aspects of the reliability and validity of the visual analogue scale. Pain 16:87-101

Carter RL, Pittam MR, Tanner NSB (1982) Pain and dysphagia in patients with squamous carcinomas of the head and neck: The role of perineural spread. J R Soc Med 75:598–606
Cervero F (1983) Mechanisms of visceral pain. In: Lipton S, Miles J (eds) Persistent pain, vol 4. Grune & Stratton, London, pp 1–19
Chapman CR (1979) Psychologic and behavioral aspects of cancer pain. In: Bonica JJ, Ventafridda V (eds) Advances in pain research and therapy, vol 2. Raven, New York, pp 45–56
Chapman CR, Casey KL, Dubner R et al (1985) Pain measurement: An overview. Pain 22:1–31
Colpaert FC, DeWitte P, Maroli AN et al (1980) Self-administration of the analgesic suprofen in arthritic rats: Evidence of mycobacterium butyricum-induced arthritis as an experimental model of chronic pain. Life Sci 27:921–928
Colpaert FC, Meert T, DeWitte P et al (1982) Further evidence validating adjuvant arthritis as an experimental model of chronic pain in the rat. Life Sci 31:67–75
Colpaert FC, Hoogen RHWM van den (1983a) Ventilatory response to adjuvant arthritis in the rat. Life Sci 32:957–963
Colpaert FC, Hoogen RHWM van den (1983b) Time course of the ventilatory response to adjuvant arthritis in the rat. Life Sci 33:1065–1073
Cousins MJ, Mather LE (1984) Intrathecal and epidural administration of opioids. Anesthesiology 61:276–310
Covino BG, Dubner R, Gybels J et al (1980) Ethical standards for investigations of experimental pain in animals. Pain 9:141–143
Craig KD, Prkachin KM (1983) Nonverbal measures of pain. In: Melzack R (ed) Pain measurement and assessment. Raven, New York, pp 173–179
Crawford ME, Andersen HB, Augustenborg G et al (1983) Pain treatment on outpatient basis utilizing extradural opiates. A Danish multicentre study comprising 105 patients. Pain 16:41–47

Daut RL, Cleeland CS (1982) The prevalence and severity of pain in cancer. Cancer 50:1913–1918
DeBenedittis G, DeGonda F (1985) Hemispheric specialisation and the perception of pain: A task related EEG power spectrum analysis in chronic pain patients. Pain 22:375–384
Dubuisson D, Melzack R (1976) Classification of clinical pain description by multiple group discriminant analysis. Exp Neurol 51:480–487

Editorial (1976) Osteolytic metastases. Lancet II:1063–1064
Endicott J (1984) Measurement of depression in patients with cancer. Cancer [Suppl] 53:2243–2248

Feinmann C (1985) Pain relief by antidepressants: Possible modes of action. Pain 23:1–8
Foley MK (1979) Pain syndromes in patients with cancer. In: Bonica JJ, Ventafridda V (eds) Advances in pain research and therapy, vol 2. Raven, New York, pp 59–75
Folkhard S, Glynn CJ, Lloyd JW (1976) Diurnal variation and individual differences in the perception of intractable pain. J Psychosom Res 20:289–301
Front D, Schneck S, Frankel A et al (1979) Bone metastases and bone pain in breast cancer. Are they closely associated? JAMA 242:1747–1748

Gitelson J, Ferrer-Brechner T, McCreary C (1981) Assessing treatment response for cancer pain: Use of a modified form of the McGill pain questionnaire. Pain [Suppl] 1:150
Glynn CJ, Lloyd JW, Folkhard S (1981) Ventilatory response to intractable pain. Pain 11:201–211
Graham C, Bond SS, Gerkovich MM et al (1980) Use of the McGill pain questionnaire in the assessment of cancer pain: Replicability and consistency. Pain 8:377–387
Gustafsson LL, Schildt B, Jacobsen K (1982) Adverse effects of extradural and intrathecal opiates: Report of a nationalwide survey in Sweden. Br J Anaesth 54:479–486

Hall W, Clarke IMC (1982) Pain and laterality in a British pain clinic sample. Pain 14:63–66
Hall W, Hayward L, Chapman CR (1981) On "the lateralisation of pain". Pain 10:337–351
Hartenstein R, Wilmanns W (1984) Clinical pain syndromes in cancer patients and their causes. In: Zimmermann M, Drings P, Wagner G (eds) Pain in the cancer patient. Springer, Berlin Heidelberg New York Tokyo (Recent results in cancer research, vol 89, pp 72–78)

Hill K (1984) Pathological anatomy of cancer pain. In: Zimmermann M, Drings P, Wagner G (eds) Pain in the cancer patient. Springer, Berlin Heidelberg New York Tokyo (Recent results in cancer research, vol 89, pp 33–44)

Horan CT, Beeby DG, Brodsky JB et al (1985) Segmental effects of lumbar epidural hydromorphone: A case report. Anesthesiology 62:85–85

Huskisson EC (1983) Visual analog scales. In: Melzack R (ed) Pain measurement and assessment. Raven, New York pp 33–37

Iggo A (1981) Mechanisms of nociception. In: Lipton S, Miles J (eds) Persistent pain vol 3. Academic Press, London New York, pp 1–16

Inturrisi CE, Foley KM (1984) Narcotic analgesics in the management of pain. In: Kuhar M, Pasternak G (eds) Neurochemical, behavioral and clinical perspectives. Raven, New York, pp 257–288

Jeans ME (1983) The measurement of pain in children. In: Melzack R (ed) Pain measurement and assessment. Raven, New York, pp 183–189

Ketovuori H, Pöntinen PJ (1981) A pain vocabulary in Finnish – The Finnish Pain Questionnaire. Pain 11:247–253

Kiss I, Müller H (1985) Thorakale peridurale Opiat-Analgesie. Reg Anaesth 8:57–59

Kiss I, Müller H, Abel M (1987) The McGill Pain Questionnaire – German Version. Pain 29:195–207

Kremer E, Atkinson JH, Ignelzi RJ (1981) Measurement of pain: Patient preference does not confound pain measurement. Pain 10:241–248

Kremer E, Atkinson JH, Ignelzi RJ (1982) Pain measurement: The affective dimensional measure of the McGill Pain Questionnaire with a cancer pain population. Pain 12:153–163

Lahuerta J, Smith BA, Martinez-Lage JM (1982) An adaptation of the McGill Pain Questionnaire to the Spanish language. Schmerz 3:132–134

Lehrl S, Cziske R (1980) Messung von Schmerzen durch Adjektiv-Skalen und Untersuchungen zur faktoriellen Stabilität der Schmerzsprache. Med Psychol 6:163–181

Linton SJ, Melin L (1982) The accuracy of remembering chronic pain. Pain 13:281–285

Lombard MC, Larabi Y (1983) Electrophysiological study of cervical dorsal horn cells in partially deafferented rats. In: Bonica JJ et al (eds) Advances in pain research and therapy, vol 5. Raven, New York, pp 147–154

Lombard MC, Nashold BS, Albe-Fessard D (1979a) Deafferentation hypersensitivity in the rat after dorsal rhizotomy: A possible animal model of chronic pain. Pain 6:163–174

Lombard MC, Nashold BS, Pelissier T (1979b) Thalamic recordings in rats with hyperalgesia. In: Bonica JJ et al (eds) Advances in pain research and therapy, vol 3. Raven, New York, pp 767–772

Maiani G, Sanavio E (1985) Semantics of pain in Italy: The Italian version of the McGill Pain Questionnaire. Pain 22:399–407

Melzack R (1975) The McGill Pain Questionnaire: Major properties and scoring methods. Pain 1:277–299

Melzack R (1983) The measurement of pain experience. In: Lipton S, Miles J (eds) Persistent pain, vol 4. Grune & Stratton, London, pp 173–193

Melzack R (1984a) Neuropsychological basis of pain measurement. In: Kruger K, Liebeskind JC (eds) Advances in pain research and therapy, vol 6. Raven, New York, pp 323–339

Melzack R (1984b) Measurement of the dimensions of pain experience. In: Bromm B (ed) Pain measurement in man. Elsevier, Amsterdam, pp 327–348

Melzack R, Dennis SG (1980) Phylogenetic evolution of pain expression in animals. In: Kosterlitz HW, Terenius LY (eds) Pain and society. Verlag Chemie, Weinheim, pp 13–26

Melzack R, Wall PD (1965) Pain mechanisms: A new theory. Science 150:971–979

Merskey H (1982) Pain terms: A supplementary note. Pain 14:205–206

Merskey H, Watson GD (1979) The lateralisation of pain. Pain 7:271–280

Merskey H, Albe-Fessard D, Bonica JJ et al (1979) Pain terms: A list with definitions and notes on usage. Pain 6:249–252

Mount BM (1984) Psychological and social aspects of cancer pain. In: Wall PD, Melzack R (eds) Textbook of pain. Churchill Livingstone, Edinburgh, pp 460–471
Müller H, Börner U, Stoyanov M et al (1981) Peridurale Opiatapplikation bei malignombedingten chronischen Schmerzen. Anästh Intensivther Notfallmed 16:251–257
Müller H, Aigner K, Zierski J (1985) Behandlung von Tumorschmerzen mit Pumpensystem zur rückenmarksnahen Opiatapplikation. Dtsch Ärztebl 82:2475–2484

Nehemkis AM, Charter RA, Stampp M et al (1981) Cancer patients describe their pain: The McGill Pain Questionnaire. Pain [Suppl] 1:151
Noll P (1983) Diktate über Sterben und Tod. Pendo, Zürich

Oster MW, Vizel M, Turgeon LR (1978) Pain in terminal cancer patients. Arch Intern Med 138:1801–1802

Pircio AW, Fedele CT, Bierwagen ME (1975) A new method for the evaluation of analgesic activity using adjuvant-induced arthritis in the rat. Eur J Pharmacol 31:207–215
Pollen JJ, Schmidt JD (1979) Bone pain in metastatic cancer of prostate. Urology 13:129–134
Popper KR, Eccles JC (1977) The self and its brain. Springer, Berlin Heidelberg New York
Puig MM, Laorden ML, Miralles FS et al (1982) Endorphin levels in cerebrospinal fluid of patients with postoperative and chronic pain. Anesthesiology 57:1–4

Rawal N, Sjöstrand U, Dahlström B (1981) Postoperative pain relief by epidural morphine. Anaesth Analg 60:726–731
Rosenblatt RM, Reich J, Dehring D (1984) Tricyclic antidepressants in treatment of depression and chronic pain. Anaesth Analg 63:1025–1032

Scott J, Huskisson EC (1976) Graphic representation of pain. Pain 2:175–184
Spiegel D, Bloom JR (1983) Pain in metastatic breast cancer. Cancer 52:341–345
Spitzer WO, Dobson AJ, Hall J et al (1981) Measuring the quality of life of cancer patients. J Chronic Dis 34:585–597
Stenseth R, Sellevold O, Breivik H (1985) Epidural morphine for postoperative pain: Experience with 1085 patients Acta Anaesthesiol Scand 29:148–156
Sternbach RA (1976) The need for an animal model of chronic pain. Pain 2:2–4
Sternbach RA (1984) Acute versus chronic pain. In: Wall PD, Melzack R (eds) Textbook of pain. Churchill Livingstone, Edinburgh, pp 173–177
Swerdlow M (1979) Role of nerve blocks in pain involving the chest and brachial plexus. In: Bonica JJ, Ventafridda V (eds) Advances in pain research and therapy, vol 2. Raven, New York, pp 567–576

Tung AS, Tenicela R, Winter PM (1980) Opiate withdrawal syndrome following intrathecal administration of morphine. Anesthesiology 53:340
Turnbull F (1979) The nature of pain that may accompany cancer of the lung. Pain 7:371–375
Twycross R, Fairfield S (1982) Pain in the far-advanced cancer. Pain 14:303–310
Twycross R, Zenz M (1983) Die Anwendung von oralem Morphin bei inkurablen Schmerzen. Anaesthesist 32:279–283

Vyklicky L (1984) Methods of testing pain mechanisms in animals. In: Wall PD, Melzack R (eds) Textbook of pain. Churchill Livingstone, Edinburgh, pp 178–185

Wagner G (1984) Frequency of pain in patients with cancer. In: Zimmermann M, Drings P, Wagner G (eds) Pain in the cancer patient. Springer, Berlin Heidelberg New York Tokyo (Recent results in cancer research, vol 89, pp 64–71)
Wall PD (1984) Mechanisms of acute and chronic pain. In: Kruger L, Liebeskind JC (eds) Advances in pain research and therapy, vol 6. Raven, New York pp 95–104
Wall PD, Melzack R (1984) Textbook of pain. Churchill Livingstone, Edinburgh
Wallenstein SL (1984a) Measurement of pain and analgesia in cancer patients. Cancer [Suppl] 53:2260–2264

Wallenstein SL (1984b) The evaluation of analgesics in man. In: Kuhar M, Pasternak G (eds) Analgesics: Neurochemical, behavioral and clinical perspectives. Raven, New York, pp 235–255

Walsh TD (1984) Opiates and respiratory function in advanced cancer. In: Zimmermann M, Drings P, Wagner G (eds) Pain in the cancer patient. Springer, Berlin Heidelberg New York Tokyo (Recent results in cancer research, vol 89, pp 115–117)

Walsh TD, Leber B (1983) Measurement of chronic pain: Visual analog scales and McGill Melzack Pain Questionnaire compared. In: Bonica JJ et al (eds) Advances in pain research and therapy, vol 5. Raven, New York, pp 897–899

Wang JK, Nauss LA, Thomas JE (1979) Pain relief by intrathecally applied morphine in man. Anesthesiology 50:149–151

Wolff B (1984) Methods of testing pain in normal man. In: Wall PD, Melzack R (eds) Textbook of pain. Churchill Livingstone, Edinburgh, pp 186–194

Woods WA, Cohen SE (1982) High-dose epidural morphine in a terminally ill patient. Anesthesiology 56:311–312

Yaksh TL, Rudy TA (1976) Analgesia mediated by a direct spinal action of narcotics. Science 192:1357–1358

Yaksh TL, Rudy TA (1977) Studies on the direct spinal action of narcotics in the production of analgesia in the rat. J Pharmacol Exp Ther 202:411–428

Zenz M (1984a) Schmerztherapie mit Opiaten. In: Zimmermann M, Handwerker O (Hrsg) Schmerz. Konzepte und ärztliches Handeln. Springer, Berlin Heidelberg New York Tokyo, S 189–213

Zenz M (1984b) Epidural opiates for the treatment of cancer pain. In: Zimmermann M, Drings P, Wagner G (eds) Pain in the cancer patient. Springer, Berlin Heidelberg New York Tokyo (Recent results in cancer research, vol 89, pp 107–114)

Zenz M, Piepenbrock S, Hüsch M et al (1981) Erfahrungen mit längerliegenden Periduralkathetern – Peridurale Morphin-Analgesie bei Karzinompatienten. Reg Anaesth 4:26–28

Zenz M, Piepenbrock S, Tyrba M et al (1983) Peridurale Opiat-Analgesie. Anaesthesist 32:289–294

Zimmermann M (1981) Physiological mechanisms of pain and pain therapy. Triangle 20:7–18

Zimmermann M (1982) Schmerz bei Tumorpatienten – Auslösende Mechanismen, Diagnose, Therapie. Anaesthesist 31:599–603

Zimmermann M (1984) Ethical guideliness for investigations of experimental pain in conscious animals. In: Wall PD, Melzack R (eds) Textbook of pain. Churchill Livingstone, Edinburgh, pp 205–206

Sachverzeichnis